Ein Kalif in München

Die Erlebnisse eines
Harun al Raschid im 20. Jahrhundert

oder

die Freuden der Verkleidung am Faschingsdienstag

Hellmut Mehnert

Bibliografische Information Der Deutschen Bibliothek

Die Deutsche Bibliothek verzeichnet diese Publikation in der Deutschen Nationalbibliografie; detaillierte bibliografische Daten sind im Internet über <http://dnb.ddb.de> abrufbar.

ISBN 3-87409-364-6

Meinen Faschingsopfern
gewidmet
mit der Bitte um Verzeihung

H. M.

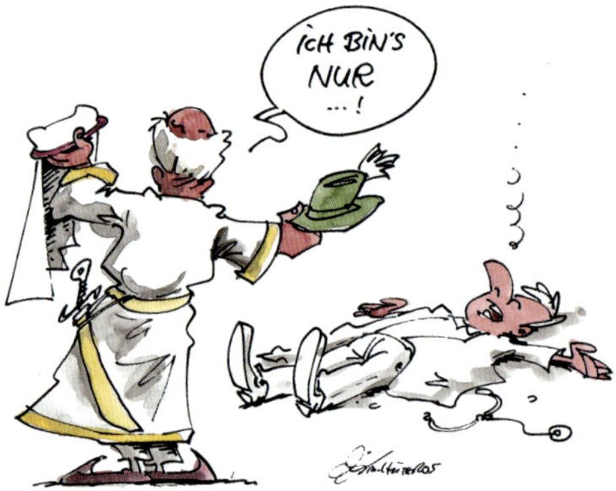

KIRCHHEIM

1. Auflage 2005

Postfach 25 24, 55015 Mainz
www.kirchheim-verlag.de

Inhaltsverzeichnis

5 Warum Verkleidung? Warum Verstellung?

11 Zwei Putzfrauen säubern die Klinik

13 Ein sehr alter Patient und die Königin von England

17 Münchner Gammler – nichts für Auge und Nase

21 Zwei Theaterstücke: Der König und die bayerische Himmelserscheinung

27 Stadelheim läßt grüßen

31 Die südafrikanischen Herzverpflanzer

35 Ein Pfarrer, eine Nonne und die Münchner Krankenhausreform

41 Nochmals: Als Gammler in der Chirurgie

45 Ein amerikanischer Rosenzüchter bei Rotary

49 Hoher Besuch aus Abu Dhabi

53 Frau Wirtin hatte auch einen Patienten …

57 Der zuckerkranke Maharadscha

60 Epilog

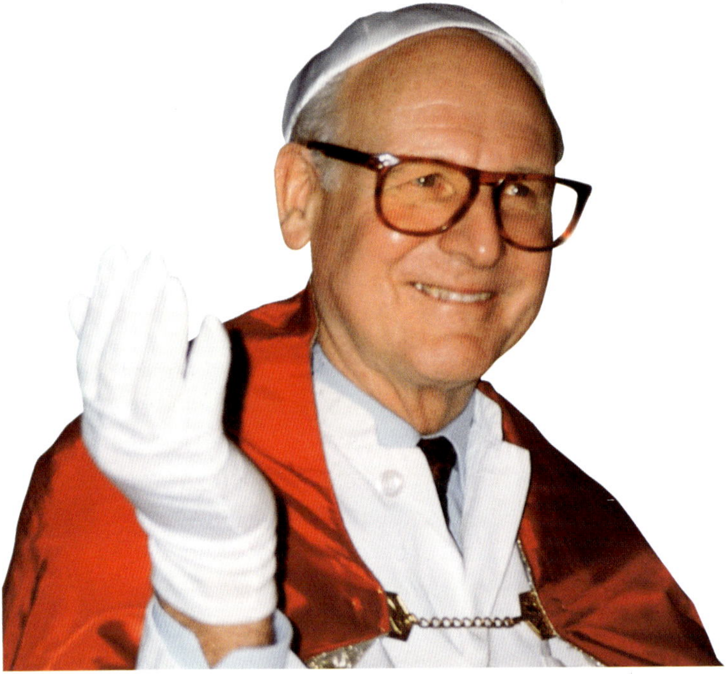

Von den Mitarbeitern überraschend zur Verkleidung als (Zucker-) Papst gezwungen: H.M. beim Abschied von der Klinik 1993

Warum Verkleidung? Warum Verstellung?

Bekanntlich war Harun al Raschid der große Kalif, der vor vielen Jahren in Bagdad in der Dunkelheit durch die Straßen ging, um dem Volk aufs Maul zu schauen. Er wollte erfahren, was die Einwohner Bagdads über seine Amtsführung dachten und wie sie sich die Zukunft vorstellten. Zu diesem Zweck war natürlich eine adäquate Verkleidung ebenso notwendig wie die Verstellung, d. h. die Identifikation mit einer anderen Person, deren Rolle der Kalif für die „Volksbefragung" bewundernswürdig spielte.

Mir war der Kalif immer sympathisch. So bin denn ich in der zweiten Hälfte des 20. Jahrhunderts vor allem in zwei Kliniken – Universitätspoliklinik München und Krankenhaus Schwabing –, aber auch an anderen Orten verkleidet erschienen, um in langen Diskussionen die Meinungen meiner bedauernswerten Gesprächspartner zu verschiedenen Problemen, vor allem natürlich auch zur Klinikführung, zu erfragen. Selbstverständlich kommt es bei einer Verkleidung sehr auf die Qualität der Kostüme an. Wichtiger aber noch ist die Veränderung des Kopfes durch entsprechende Maßnahmen, wie Anbringen eines Vollbartes und gegebenenfalls eines Schnauzbartes, dezente (sehr dezente!) Schminkprozeduren, Perücke, Brille und nicht zuletzt durch das Tragen von Aufsteckzähnen, die ich mir für viel Geld bei einem Dentisten anfertigen ließ. Letzterer war übrigens ziemlich fassungslos,

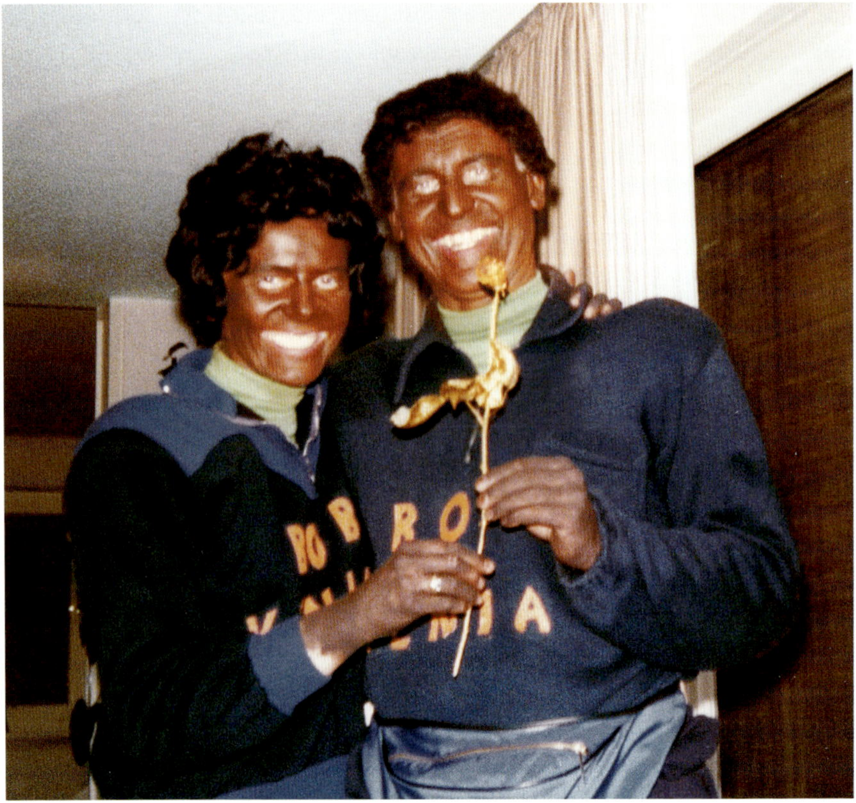

Bei einem olympischen Fasching fungieren Rike und H.M. als kenianische Zweier-Bob-Meister als ich ihm sagte, daß die Zähne möglichst groß und häßlich sein sollten, um das Gesicht zu entstellen. Als ich ihm dann erzählte, wozu ich sie benötigte, hat er geschmunzelt und ein Meisterwerk an Scheußlichkeit geliefert. Im übrigen stopfte ich in die Innentaschen meiner Backen kleine Wattebäuschlein, um durch eine Verdickung der oberen Gesichtspartie mich weiter unkenntlich zu machen.

Es ist schon etwas ganz eigenes um eine solche Verstellung vor fremden Personen. Mich überkamen jedes Mal ein gewisses Kribbeln und durchaus auch Lampenfieber, weil die jeweilige Rolle natürlich meine volle Konzentration erforderte und ich mich in die Situation meiner ahnungslosen Opfer einfühlen mußte. Es hat mir aber unglaublichen Spaß gemacht, wenn ich mit Menschen zusammenkam, die ich ansonsten tagtäglich traf und die mich dennoch nicht erkannten.

Ich will hier nicht viel berichten von den verschiedenen Kostümierungen, in denen wir die damals noch üblichen Faschingsbälle besuchten. So waren meine Frau Rike und ich einmal bei einem Faschingsball mit dem Motto „Olympia" als kenianische Bobfahrer erschienen, einer Rollengestaltung, von der ich aber eventuell interessierten Lesern sehr abraten möchte: Die nachträgliche Entfernung der schwarzen Hautfarbe ist unsäglich schwierig und gelingt erst nach vielen Anläufen vollständig. Außerdem war ich auch als Tropen- oder Gardeoffizier, als Gammler und – nicht sehr einfallsreich – in meinen frühen Jahren auch als Arzt mit Stethoskop (zum oberflächlichen Auskultieren der Tanzpartnerin) tätig.

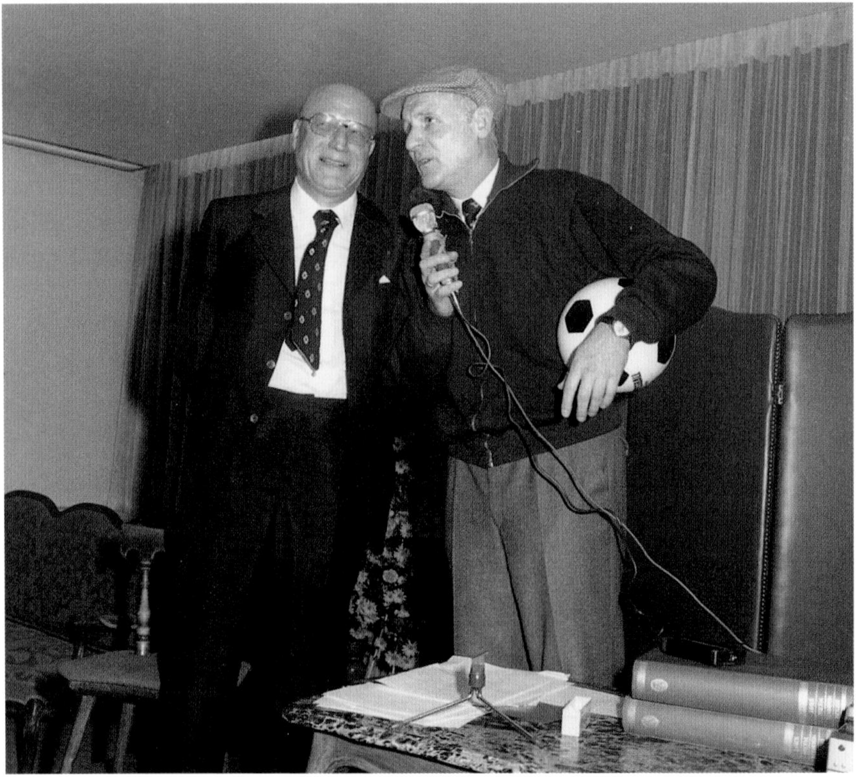

Bei der Verabschiedung des Krankenhausreferenten Dr. Hamm fungiert H.M. in einem Interview als Bundestrainer Helmut Schön

Im folgenden werde ich nun zwölf Geschichten erzählen, die sich fast immer am Faschingsdienstag in München ereigneten und bei denen ich stets auf die Unterstützung meines so früh verstorbenen Freundes Helmuth Rottenhöfer und auf die Hilfe meiner Frau Rike rechnen durfte. Hell begeistert von unseren Aufführungen war übrigens immer mein alter Chef Prof. Walter Seitz, der einmal – man wird später davon hören – sich sogar mit einer „tragenden Rolle" an der Faschingsinszenierung beteiligte.

Die Karikaturen im Buch hat Michael Hüter, Bochum, gezeichnet.

Der Autor verzichtet übrigens auf sein Honorar zugunsten der Stiftung „Das zuckerkranke Kind". Der Kirchheim-Verlag wird sich diesem Zweck mit der gleichen Summe anschließen.

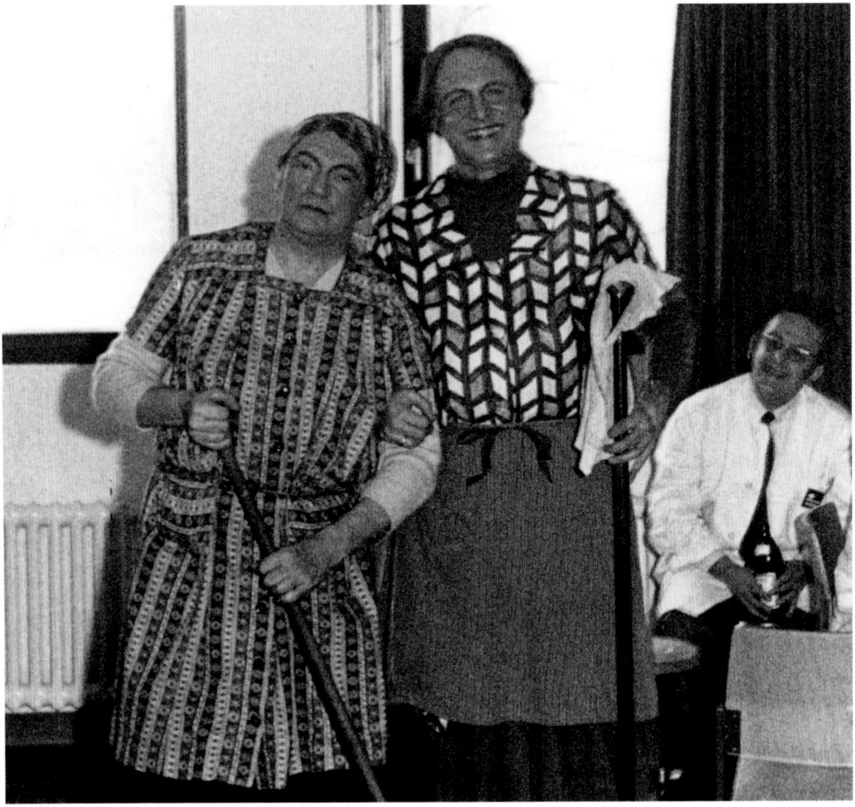

H.R. und H.M. reinigen die III. Medizinische Abteilung in Schwabing

Zwei Putzfrauen säubern die Klinik

Nur gelegentlich haben Rottenhöfer und ich weibliche Rollen gespielt. Nicht weil wir befürchteten, als Transvestiten abgestempelt zu werden, sondern vor allem deswegen, weil auch bei bester Kostümierung natürlich der Mann „als Frau" leichter zu erkennen ist als bei einer Verkleidung in einer männlichen Rolle. Dennoch sind wir beide noch vor meiner Chefarzt-Zeit einmal als Putzfrauen in das Krankenhaus Schwabing mit Eimer, Schrubber, Scheuerlappen und entsprechender Kostümierung gezogen, um an der Stelle, wo ich Jahre später Chef wurde, das Arbeitszimmer meines uns sehr gewogenen Vorgängers Prof. Steigerwaldt, eines großartigen Internisten und Diabetologen, zu säubern. Er hat sich über unseren Auftritt köstlich amüsiert, ebenso wie das Personal auf den Stationen, auf denen wir anschließend schwitzend und unter Verwendung von vielen Eimern Wasser unsere mühsame und penible Arbeit verrichteten. Im übrigen hatte die Geschichte insofern noch ein gewisses Nachspiel, als Jahre später – ich war inzwischen zum Chefarzt gewählt worden – die Stationsschwestern und Pfleger, das Fahrpersonal und die medizinisch-technischen Assistentinnen sagten: „So schlecht kann der neue Chef eigentlich nicht sein, wenn er sogar schon Jahre zuvor als Putzfrau die Abteilung gesäubert hat."

Ein ziemlich verwirrter, sehr alter Patient (H.M.)

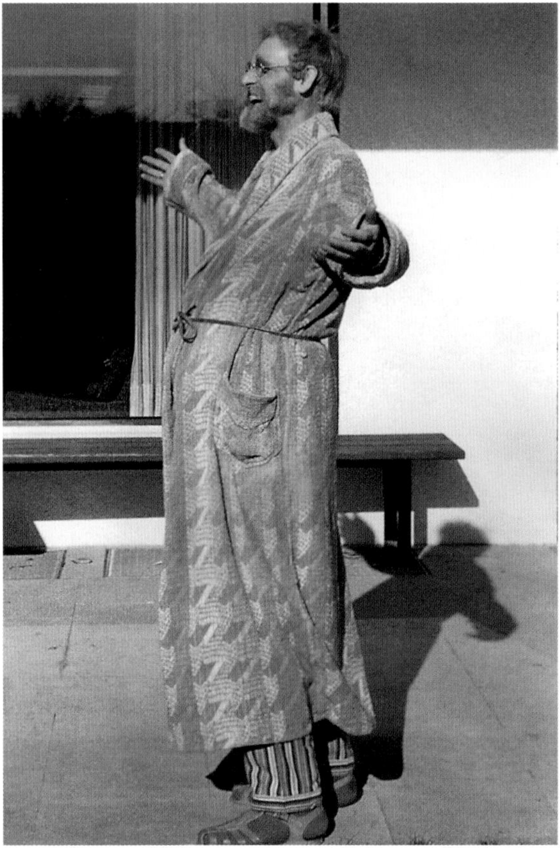

Ein sehr alter Patient und die Königin von England

Als ich längst Chefarzt in der III. Medizinischen Abteilung im Krankenhaus München-Schwabing war, habe ich eines Tages – es war Faschingsdienstag – die Klinik als „Patient" besucht. Ich mimte den alten, leicht verwirrten Diabetiker, der einen Infusionsständer vor sich herschob. Natürlich war die Infusionsflasche über einen Schlauch mit meinem rechten Arm verbunden, um die Illusion einer Infusion perfekt zu machen. Ich trug einen alten abgewetzten Bademantel, ferner Plastik-Sandalen, die mein Schwiegervater über den Krieg gerettet hatte, und war – wie oben geschildert – entsprechend mit Perücke, Bart, Brille, Aufsteckzähnen und Wattebäuschlein in den Wangen unkenntlich gemacht. Wichtig war, daß auf meinem Rücken – wie man es gern bei alten, verwirrten Patienten zu tun pflegte – ein großes Schild mit Heftpflaster angeklebt war, auf dem stand: „Ich gehöre auf Station 16 a."

Auf diese Weise kostümiert schlurfte ich zunächst auf die Station 15 b, wo ich meine langjährige hervorragende, aber auch strenge Stationsschwester Renate traf. Ich ging auf sie zu und sagte mit brüchiger Greisenstimme: „Ach, Schwester, ich glaube, ich habe mich verlaufen. Ich weiß nicht, wo ich hingehöre." Darauf drehte mich die erfahrene Renate um, las auf meinem Rücken, daß ich auf Station 16 a gehörte, und sagte: „Vater, jetzt gehst Du hier ein Stück geradeaus, dann

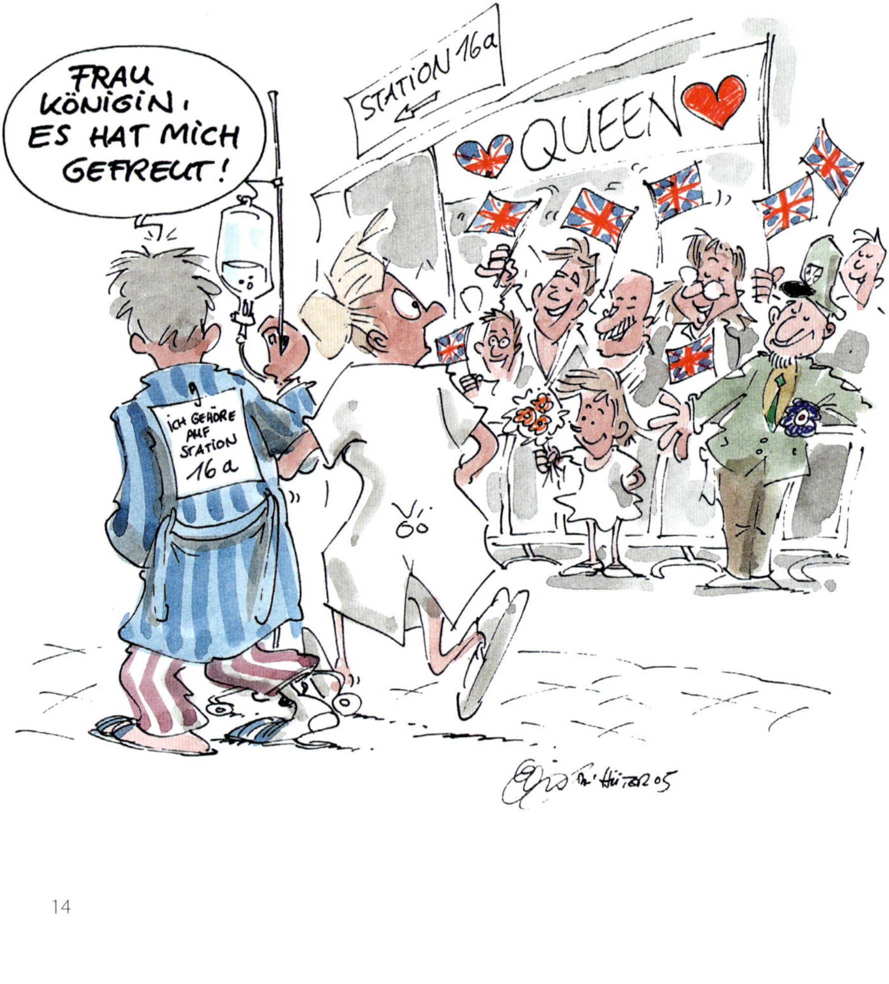
FRAU KÖNIGIN, ES HAT MICH GEFREUT!
STATION 16a
QUEEN
ICH GEHÖRE AUF STATION 16a

die Treppe rauf und den Gang entlang, dann bist Du auf der Station 16 a." Ich bedankte mich herzlich, fast unterwürfig, und schlurfte von dannen. Nach knapp fünf Minuten jedoch kam ich wieder zurück und fragte Schwester Renate erneut: „Ach, Schwester, ich habe die Treppe nicht gefunden. Wo geht es denn lang?". Worauf die Stationsschwester mich am Arm nahm und sagte: „Vater, jetzt bring ich Dich auf die Station, dann kann nichts mehr passieren." Wir gingen zusammen zu der besagten Treppe und nahmen, vorsichtig – mit dem Infusionsständer in der Hand der Schwester – Stufe um Stufe. Das alles ging sehr langsam vor sich, ohne daß Renate unwirsch oder gar unfreundlich wurde. Ich sagte zu ihr auf halber Höhe: „Schwester Renate, ich bin Dein Chef!" Darauf antwortete sie: „Ja, ja Vater, ist schon gut". Drei Stufen höher sagte ich wieder: „Schwester Renate, ich bin Dein Chef, der Mehnert!" Darauf sagte sie: „Und ich bin die Königin von England." Vier Stufen höher schließlich nahm ich meine Aufsteckzähne aus dem Mund und sagt zu ihr: „Glaubst Du's nun, Renate, daß ich Dein Chef bin?" Die Stationsschwester war fassungslos, fiel mir dann aber um den Hals und sagte: „Chef, das werd' ich Ihnen nie vergessen." Im übrigen habe ich es auch der Schwester Renate nie vergessen, wie nett sie zu dem alten, verwirrten Patienten gewesen ist, der ihr ja nur Arbeit gemacht hatte.

Ein Münchner Harun al Raschid hatte also einen sehr positiven Eindruck von seinen Mitarbeitern mitgenommen und hat dies auch in der nächsten Personalversammlung unter großer Begeisterung und Freude der Belegschaft zum besten gegeben.

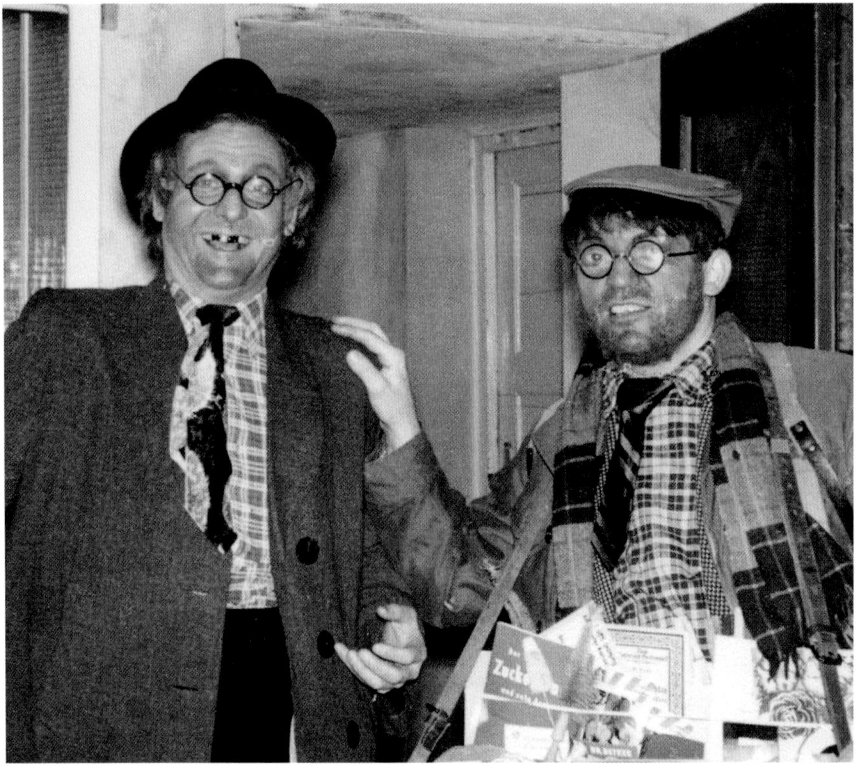

H.M. und H.R. verdienen sich am Faschingsdienstag ihr Geld als Gammler mit Bauchladen und Schnaps

Münchner Gammler – nichts für Auge und Nase

In frühen Jahren in der Universitätspoliklinik waren mein leider schon 1976 verstorbener Freund Helmuth Rottenhöfer und ich zu jedem Faschingsdienstag maskiert tätig. Auch da gab es gewisse transvestitische Züge (wir traten einmal als ältliche Krankenschwestern auf); aber auch in anderen Masken erschienen wir, so einmal als Münchner Gammler.

Zu diesem Zweck ließen wir uns bei unserem Theaterfriseur schminken und hatten die entsprechenden abgewetzten Gewänder an. Wir sahen wirklich gräßlich und abstoßend aus. Dies verspürten wir bereits, als wir nach der Schminkprozedur in ein benachbartes Milchgeschäft gingen, um einen Einkauf zu tätigen. Ich sehe noch den abschätzigen, ja direkt angeekelten Blick der Verkäuferin, die uns bedeutete, daß wir zunächst einmal warten sollten, bis die anderen Kunden bedient waren. Dies geschah auch so, obwohl wir eigentlich vor den anderen Wartenden an der Reihe gewesen wären. Die Bevorzugung der Bessergekleideten gab Rottenhöfer zu wüsten Schimpftiraden Veranlassung. Schließlich wurden wir widerwillig dann doch bedient und verlangten einen möglichst stinkenden Miesbacher Käse. Wir erhielten das Milchprodukt, zahlten brav und redlich und verließen das Geschäft in Richtung Poliklinik. Dort war unser Auftritt von großem Hallo begleitet, da in der Tat uns zunächst niemand erkannte. Dabei ist zu beden-

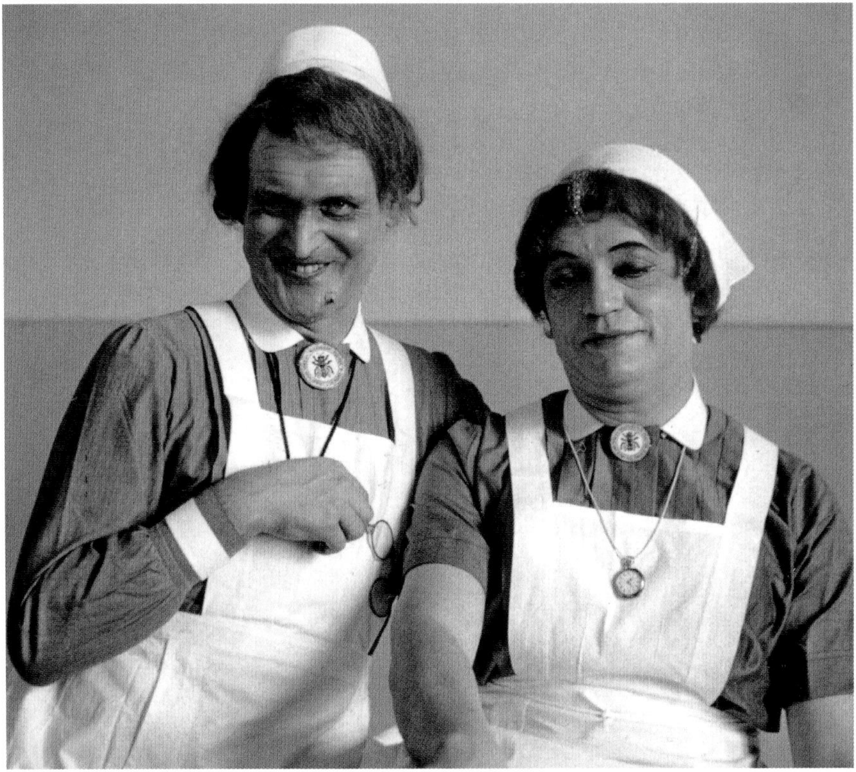

Zwei ältliche Krankenschwestern Helmuth Rottenhöfer (rechts) und H.M. (links) machen die Medizinische Universitätspoliklinik in München unsicher ken, daß am Faschingsdienstag die Wahrnehmungsschwelle für derartige Eskapaden besonders niedrig ist, weil die Kolleginnen und Kollegen an diesem Tag ja am ehesten den Auftritt verkleideter Faschingsgänger zu befürchten hatten. Wir haben dann unseren begeisterten Chef, Prof. Seitz, dem wir uns offenbarten, besucht und schließlich – schrecklich nach Miesbacher Käse stinkend (wir hatten uns Hände und Füße damit eingerieben...!) – die Direktion wieder verlassen.

Wohin nun mit dem Käse? Gegenüber der Direktion war in dem würdigen alten Gebäude ein antiker Ausguß aus Marmor angebracht, der aber nicht mehr in Gebrauch war und deshalb mit einem Holzdeckel abgedeckt wurde. Diesen Holzdeckel lupften wir, schoben den Käse in den Ausguß und machten den Dekkel wieder zu. Das war eine ziemliche Gemeinheit; denn wochenlang hat es anschließend vor der Direktion immer wieder nach verfaultem Käse gerochen. Keiner wußte, wo der Geruch herkam. Keiner dachte mehr an die Gammler Helmuth Rottenhöfer und Hellmut Mehnert. Schließlich – nach ungefähr drei bis vier Monaten – kam eine Putzfrau auf den Gedanken, den Deckel des marmornen Ausgusses in die Höhe zu heben. Sie erschrak, wie sie uns später erzählte, furchtbar, weil es in und um den Käse von Maden wimmelte. Rottenhöfer behauptete immer, die Maden hätten schließlich den Deckel in die Höhe gestemmt und damit das Geheimnis des Gestanks offenbart. Das war also ein makabrer Faschingsscherz mit ungeahnten Spätfolgen!

Endlich am Ziel: H.M. als Märchenkönig Ludwig II. im Theaterstück zum Deutschen Diabetes-Kongreß 1973

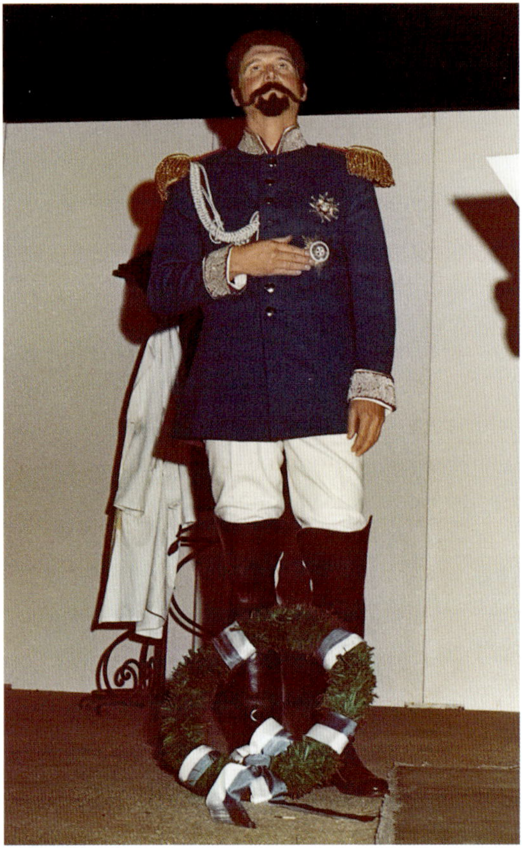

Zwei Theaterstücke: Der König und die bayerische Himmelserscheinung

Im weiteren Sinne gehörten zur Verkleidung und Verstellung natürlich auch Rollen in Theaterstücken, die wir, d. h. meine Schwabinger Mitarbeiter sowie Helmuth Rottenhöfer, 1973 zum Deutschen Diabetes-Kongreß und 1975 zum Europäischen Diabetes-Kongreß aufgeführt haben. Beide Kongresse hatte ich zu leiten. 1973 führten wir ein Stück auf, das großen Beifall fand und bei dem es um einen unbekannten Patienten „bei Hofe" ging, am Hofe nämlich von König Ludwig II., den ich leicht verwirrt und prächtig kostümiert zu spielen hatte. Bei dem Patienten handelte es sich dann, wie sich später herausstellte, um einen kleinen zuckerkranken Hund, der unter großem Beifall des Publikums am Ende auf die Bühne gebracht wurde. Eine wichtige Rolle spielte ein Kollege als Medizinprofessor (Wolfgang Kemmler) und ein anderer als Assistenzarzt. Letzterer (Rolf Renner) las aus einer Zeitung verschiedene Meldungen vor, wobei statt vom Zitronensäurezyklus vom Orangensäurezyklus die Rede war und medizinische Präparate in Werbesprüchen verunglimpft wurden (z. B. „Bewußtsein schwindet wie ein Ton, nimmst Du reichlich Euglucon" oder „Nur der allergrößte Max gibt den Dicken Ponderax!"). Im übrigen bekamen anwesende Kollegen und Ordinarien ihr Fett weg, und das Stück endete schließlich in der Heilung des königlichen „Patienten". Meine Rolle war imposant, aber relativ klein, da man mich wegen meiner anderen Kongreßaktivitäten vor langen Texten verschont hatte. Kurz vor Beginn des Stückes besuchte ich

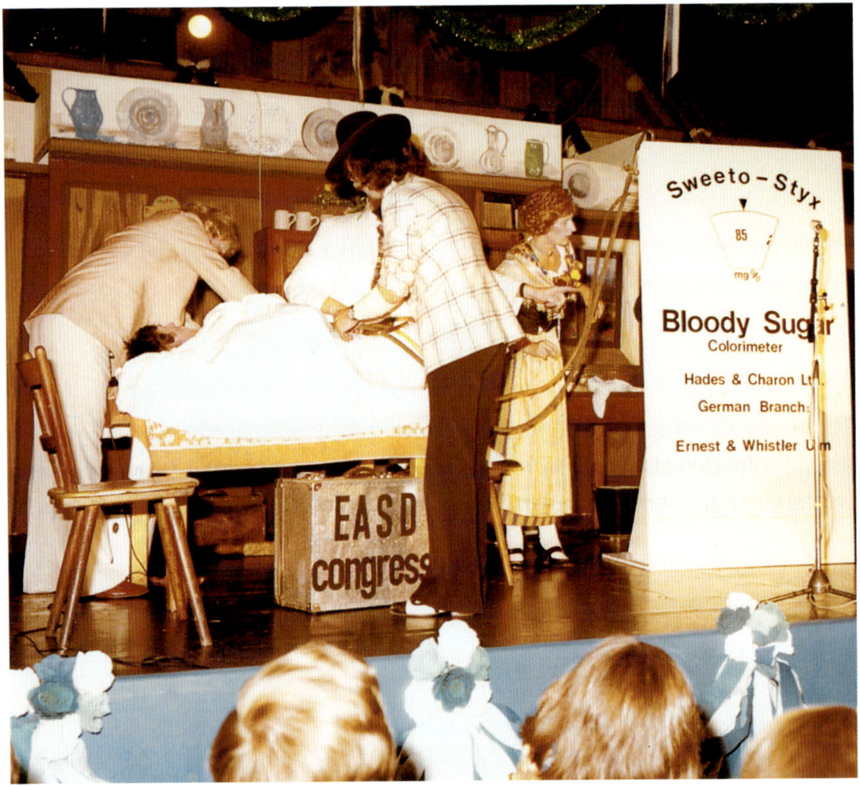

Szene aus dem Theaterstück „Better than Insulin“ anläßlich des Europäischen Diabetes-Kongresses im Jahre 1975

sicherheitshalber die nahegelegene Herrentoilette und hörte dort jemanden laut sprechen. Es war mein guter Freund und späterer Nachfolger im Amt, Eberhard Standl, der für seine Rolle als „Baron Schnoferl" noch einmal laut seinen Text an diesem geheimen Ort rezitierte. Erstmals und einmalig erlebte ich ihn mit Lampenfieber, was er später bei seinen vielen Vorträgen nie gehabt hat.

1975 fand, wie gesagt, der Europäische Diabetes-Kongreß ebenfalls in München statt. Für diesen Zweck hatten wir ein englisch-deutsches Theaterstück zur Aufführung vorbereitet, das den Titel „Better than Insulin" trug. Dasjenige, was besser sein sollte als Insulin, war – bayerisches Bier. Auf diese Weise gelang dann auch die wundersame Heilung von Patienten in dem Theaterstück. Ich selbst hatte die Rolle einer „bayerischen Himmelserscheinung", also eines Engels, zu spielen, mit langem blonden Haar, einem weiß-blauen Gewand, mit Flügeln und mit einem Lichterkranz auf dem Kopf. Letzterer war über eine Verlängerungsschnur an den Stromkreis angeschlossen, so daß die elektrischen Kerzen wunderbar leuchteten. Ein Elektriker sagte uns später, daß dies nicht ungefährlich gewesen sei, da eine verschwitzte Perücke womöglich als Stromleiter dienen und einen Unfall hätte hervorrufen können. Nun, es ging aber gut, und das Stück war ein großer Erfolg. Nur die italienischen Kollegen waren etwas beleidigt, weil wir einen „italienischen Professor", es war Wolfgang Kemmler, als Mitwirkenden auftreten ließen, der sich als unseriöser Polypragmatiker entpuppte. Barbara Kraus, die ja leichte Schlitzaugen hatte, mimte einen japanischen Arzt, der fortwährend fotografierte. Eberhard Standl gab eine vielbeklatschte Jodel-Einlage. Ein riesiges Gerät zur Blutzucker-

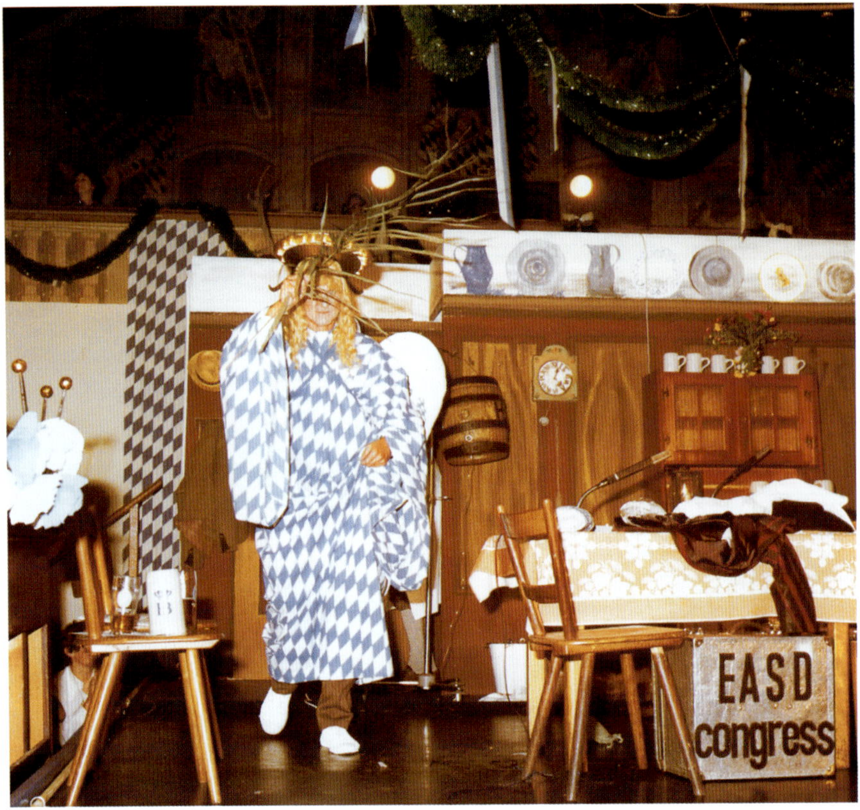

Im Theaterstück 1975 tritt eine bayerische Himmelserscheinung auf (H.M.)

kontrolle wurde aufgestellt, aus Holz und Pappe sorgfältig von Helmuth Rottenhöfer präpariert. Letzterer lieferte dann den entscheidenden Gag, indem das Bier sich als besser für die Diabetesbehandlung entpuppte als das Insulin.

Die Veranstaltung fand übrigens im wunderschönen Hofbräuhaus-Festsaal am Platzl statt. Am Morgen des Tages der Aufführung waren erst 200 Karten für die Kongreß-Teilnehmer verkauft. Daraufhin geriet der Geschäftsführer des Hofbräuhauses in helle Aufregung und erklärte uns, daß wir für mindestens 500 Personen eine Ausfallbürgschaft zu leisten hätten. Während wir uns nun am Vormittag und Mittag der Generalprobe widmeten, ließen wir uns telefonisch von der Geschäftsstelle auf der Münchner Messe die jeweils neuen Zahlen mitteilen, die sich bei dem weiteren Kartenverkauf ergeben hatten. So kam bald die Nachricht: 350 Karten sind verkauft. Der Geschäftsführer sagte, das sei noch immer zu wenig. Die nächste Meldung besagte: 500 Karten. Jetzt war er einigermaßen beruhigt. Dann kam die Meldung: 700 Karten. Nun wurde der Geschäftsführer unruhig. Und als schließlich 950 Karten (bei etwa 1000 Kongreß-Teilnehmern) verkauft waren, geriet er erneut in helle Aufregung, diesmal mit umgekehrten Vorzeichen. Er jammerte: „Wie soll ich denn all diese Leute noch unterbringen?" Nun, irgendwie gelang dies dann doch, wobei ich noch vor mir sehe, wie die ziemlich volltrunkene irische Delegation auf einer Treppe Platz nehmen mußte. Im übrigen erhielt jeder Teilnehmer einen kleinen irdenen Maßkrug mit dem Wappen des Europäischen Diabetes-Kongresses und mit der Aufschrift: „Better than Insulin". Von vielen Kollegen weiß ich, daß diese Krüge noch heute die Schränke und Truhen der Teilnehmer des Kongresses zieren.

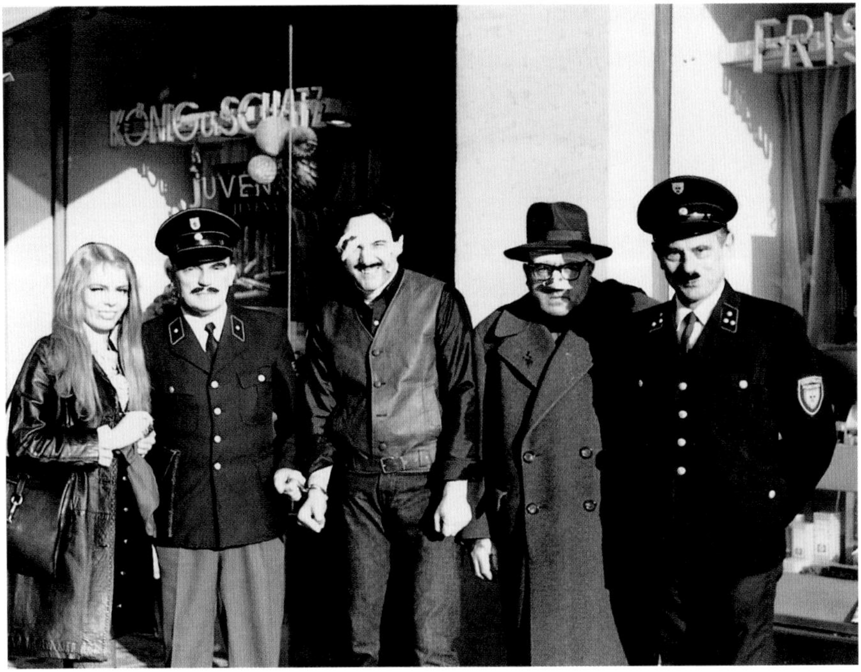

Zwei Häftlinge aus Stadelheim und ein lockeres Mädchen werden von zwei Polizisten ins Krankenhaus Schwabing zur Untersuchung gebracht (von links: Rike, H.R., H.M., Karl-Heinz Spaeth, Prof. Walter Seitz)

Stadelheim lässt grüssen

Ein weiterer Faschingsauftritt wurde bestritten von Helmuth Rottenhöfer, meinem Freund Karl-Heinz Spaeth, meinem alten Chef Prof. Walter Seitz, meiner Frau und mir. Rottenhöfer und Seitz waren als Polizisten verkleidet, während Spaeth und ich Stadelheimer Häftlinge in Untersuchungshaft darstellten, die angeblich in eine Prügelei geraten waren (Spaeth trug einen großen Kopfverband, über den ihm Helmuth Rottenhöfer Ochsenblut – zur Verfügung gestellt von der Firma Hormon-Chemie – geschüttet hatte). Rike rundete das Bild ab, indem sie ein leichtes Mädchen, kraß geschminkt und mit sehr kurzem Rock, spielte, die Freundin der beiden Häftlinge. Diese Aufsehen erregende Gruppe besuchte das Schwabinger Krankenhaus und zeigte dort einen polizeilichen Vorführbefehl vor, aus dem hervorging, daß die beiden Häftlinge im Hinblick auf ihre Haftfähigkeit ärztlich zu untersuchen seien. So drangen wir zunächst in die Räume der Verwaltung vor, wo der stellvertretende Verwaltungsleiter (der Verwaltungschef selbst war am Faschingsdienstag in Urlaub) uns in Empfang nahm und der Polizei unterwürfig bedeutete, daß er selbstverständlich eine entsprechende Untersuchung veranlassen würde. Ich selbst war übrigens als Häftling mit Handschellen an Walter Seitz gefesselt, was ich ihm – einem überzeugten Anhänger der psychosomatischen Medizin – später süffisant als besonders feste Verbundenheit eines alten Mitarbeiters mit seinem Chef deutete...! In den Räumen der Verwaltung mimten Spaeth und ich einen Fluchtversuch, den die Polizisten nur mit Mühe verhindern konn-

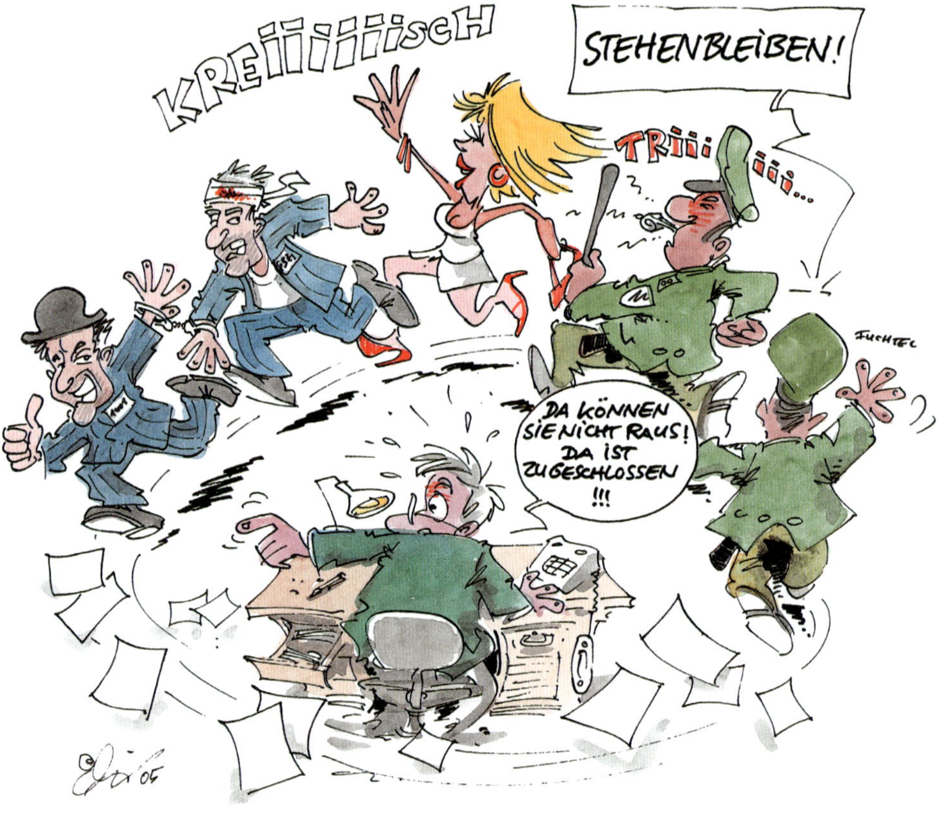
KREiiiiiiSCH
STEHENBLEIBEN!
TRiii iiii...
FUCHTEL
DA KÖNNEN SIE NICHT RAUS! DA IST ZUGESCHLOSSEN !!!

ten. Der stellvertretende Verwaltungsleiter zeigte auf eine Tür und sagte triumphierend: „Dort können Sie nicht raus. Da ist zugeschlossen!" Als ob das für echte Gangster ein Hindernis gewesen wäre, zumal eine andere Tür offenstand...! Wir ließen uns also wieder einfangen, was um so leichter war, als ich ja – wie erwähnt – an Seitz gefesselt war. Anschließend wurden wir nun auf verschiedenen Abteilungen herumgereicht, vor allem natürlich auch in der Chirurgie, wo uns niemand erkannte und der blutige Kopf von Spaeth zunächst Aufsehen und dann Unverständnis hervorrief.

Der Auftritt hat uns viel Spaß gemacht. Das Verrückte war, daß Walter Seitz, der im Krieg im Widerstand tätig war, mit seiner Polizistenschirmmütze und einem Schnauzbärtchen eine verzweifelte Ähnlichkeit mit Adolf Hitler aufwies. Seine Frau Ruth Andreas-Friedrich, die ebenfalls eine erklärte Nazigegnerin war, betrachtete ihn und später seine Fotos entsetzt und sagte: „Walter, daß ausgerechnet Du aussehen mußt wie Hitler, das ist ganz schrecklich!"

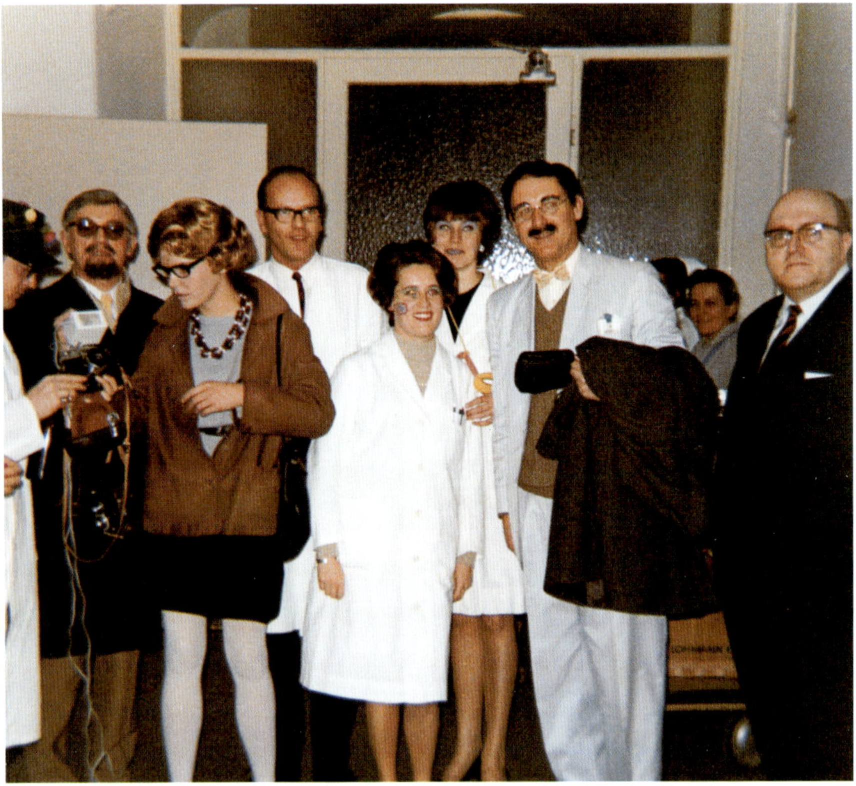

Besuch der südafrikanischen Herzverpflanzer mit ihrer Dolmetscherin in München (links H.R., daneben Rike, vorne rechts H.M.)

Die südafrikanischen Herzverpflanzer

In den Jahren, als Barnard in Südafrika die erste Herztransplantation vornahm, waren europäische Chirurgen außerordentlich interessiert an der neuen Indikation und am Modus dieser so bedeutsamen Operation. Aus diesem Grunde beschlossen Helmuth Rottenhöfer, Rike und ich, der Medizinischen Fakultät der Ludwig-Maximilians-Universität und später natürlich auch wieder Schwabing einen Besuch abzustatten: Rottenhöfer (Dr. Hendrik de Boer) und ich als Dr. Aardeppelenbosch waren verkleidet als südafrikanische Ärzte und sprachen fast ausschließlich „Afrikaans" (als ob die Ärzte in Südafrika nicht auch perfekt Englisch sprechen würden!). Wir sprachen aber deswegen Afrikaans, damit Rike als Dolmetscherin jeweils in Deutsch übersetzen konnte, worum es ging. Das sogenannte Afrikaans war eine Aneinanderreihung von abartig holländisch klingenden Kunstworten, denen Rike bei der „Übersetzung" einen vorher abgesprochenen Sinn zu unterlegen hatte.

Zunächst wurden wir vom Dekan, dem Chirurgen Prof. Holle, herzlich empfangen. Ich sehe ihn noch in der Tür des Dekanats stehen, mit ausgebreiteten Armen, die Begrüßungsworte in mäßigem Englisch hervorstoßend: „Welcome in our country!" Er erkannte uns nicht, obwohl ich mit Holle befreundet war. Wir nahmen im Dekanatszimmer Platz und wurden von Spektabilität Holle ausführlich zur Herztransplantation befragt. Viel Gescheites kam dabei natürlich nicht heraus, einmal weil wir ja Internisten und nicht Chirurgen waren, und zum anderen, weil wir zum größten Teil Afrikaans und später dann etwas Englisch und gebrochenes Deutsch sprachen. Die arme Rike mußte unseren Unsinn übersetzen, zog sich aber hervorragend aus der Affäre. Holle war oder tat sehr interessiert und war sehr beglückt, als wir aus einem Koffer südafrikanische Souvenirs für ihn auspackten. Zunächst bekam er ein schäbiges Fähnchen aus dem Krüger-Park – ein typisches Touristengeschenk, das ich nach einem Besuch aus Südafrika mitgebracht hatte. Zum anderen übergaben wir dem Dekan aber auch ein wirklich schönes Präsent, eine alte Negerpfeife, die ihn sehr erfreute. Dabei fiel mir ein, daß wir ja noch Geschenke für den anschließenden Besuch in Schwabing brauchten, wo wir bei verschiedenen Chefärzten angemeldet waren. Ich flüsterte deswegen Rottenhöfer zu: „Du, stecke das eine Geschenk schnell wieder ein!" Und während ich Holle abzulenken versuchte, schob Rottenhöfer die Pfeife zurück in den Koffer. Wenig später verabschiedeten wir uns, freundlich herausgeleitet vom Dekan.

Am nächsten Tag rief ich Holle an. Er war inzwischen von seiner Sekretärin, die mit uns im Bunde war, über die wahre Herkunft der Besucher aufgeklärt worden. Er sagte: „Ich habe nichts und überhaupt nichts gemerkt. Ihr habt Eure Rolle großartig gespielt. Nur eines war mir verdächtig, nämlich daß Ihr das einzige Geschenk, was wirklich etwas wert war, die alte Negerpfeife, wieder in den Koffer zurückgeschoben habt."

Wir besuchten anschließend – wie vorgesehen – dann noch das Schwabinger Krankenhaus und haben verschiedene Kolleginnen und Kollegen getroffen, mit denen wir sonst täglich zusammen waren und die uns dank der guten Maskierung durch den Theaterfriseur nicht erkannten. Mit meinem guten Freund Ludwig Weiß, dem Oberarzt der Klinischen Chemie, unterhielt ich mich lange auf Englisch über die Glukoneogenese, während wir bei unserem lieben alten Röntgenologen Dr. Sch. nur mit Schwierigkeiten vorgelassen wurden. Er hatte nämlich überhaupt kein Interesse, die auswärtigen Gäste zu empfangen, zumal die Herztransplantation mit der Radiologie nun wirklich wenig zu tun hatte. Ich ließ dann über die Sekretärin ausrichten, daß wir ihn, Dr. Sch., ja vor fünf Jahren bei einem Fortbildungskongreß getroffen hätten (was natürlich nicht stimmte). Daraufhin hörten wir, wie der alte Herr sagte: „Das kann gar nicht sein, denn ich bin seit zehn Jahren nicht mehr auf einer Fortbildung gewesen." Dies gab Harun al Raschid natürlich sehr zu denken; denn eigentlich sollten auch und gerade Chefärzte sich regelmäßig fortbilden...!

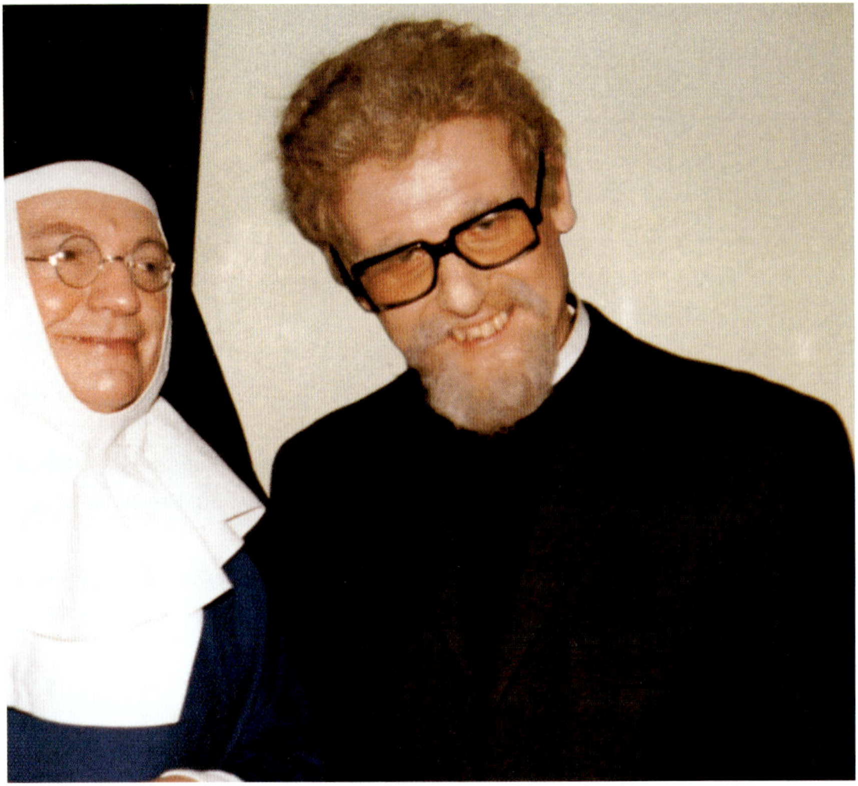

Father Jeremias Thornhowe (H.M.) und Mother Melina Macworth (H.R.): Anglikanische Besucher im Krankenhaus Schwabing

Ein Pfarrer, eine Nonne und die Münchner Krankenhausreform

Ein besonders gelungener Auftritt wurde von uns subtil vorbereitet: Auf einem eigens gedruckten Briefpapier mit dem Absender eines nicht existierenden englischen Hospitals wurde dem Betriebs- und Krankenhausreferat in München der Besuch eines anglikanischen Pfarrers, Father Jeremias Thornhowe, und der Nonne Mother Melina Macworth im November für den nächsten Februar (natürlich für den Faschingsdienstag, was im Herbst des Vorjahres in München niemand realisierte) angekündigt. Eine Stewardeß steckte diesen Brief in London ein, wobei berücksichtigt werden mußte, daß ein Antwortschreiben des Betriebs- und Krankenhausreferates nach England nicht erfolgen durfte, damit nicht die falsche Adresse offenbar wurde. Deshalb gaben wir, die wir angeblich ein halbes Jahr auf Reisen waren, als Kontaktadresse die Anschrift eines Perlacher evangelischen Pfarrers an, der unser Vorhaben engagiert unterstützte. Prompt erhielt der Geistliche 14 Tage später einen wirklich reizenden Brief von der Stadtverwaltung, in der unserer Bitte entsprechend mitgeteilt wurde, daß wir selbstverständlich das Krankenhaus Schwabing im Februar gerne besichtigen und wunschgemäß die gerade vollzogene Münchner Krankenhausreform mit den dortigen Kollegen diskutieren könnten.

Pünktlich am Faschingsdienstag wurden wir beide in Empfang genommen, wobei Helmuth Rottenhöfer als Nonne bewußt schwieg. Er war angeblich heiser; in

Wirklichkeit sollte seine tiefe Stimme ihn nicht als Mann verraten. Er sah übrigens als Nonne köstlich aus und war – selten bei der Verkleidung von Mann zu Frau – wirklich nicht zu erkennen: Er war eben eine echte Nonne.

Ich war der Wortführer und sprach gebrochen Deutsch, immer mit der Betonung, daß wir, die Gäste, es für selbstverständlich hielten, uns in der Landessprache und nicht auf Englisch mit unseren deutschen Kollegen zu verständigen. Die Verwaltung nahm uns in Empfang, wir wurden bewirtet und haben dann verschiedene Chefärzte besucht, die wir zur Münchner Krankenhausreform befragten und die uns mit einer gewissen Vorsicht rieten, solche Reformbestrebungen in England nur zurückhaltend zu inaugurieren. Witzig waren vor allem zwei Begegnungen.

Zunächst gingen wir zu einem unserer chirurgischen Chefärzte, dem besonders liebenswerten „Hoferl", Dr. Hofmeister, der für das Gespräch mit den englischen Besuchern einen Assistenzarzt als Dolmetscher mitgenommen hatte. Dieser Dolmetscher wurde aber nicht gebraucht, da ich als Father Thornhowe, wie gesagt, gebrochen, aber ziemlich gut Deutsch sprach. Immerhin wurde der Assistenzarzt aber dann Zeuge eines legendären Gespräches, dessen Inhalt sich im Krankenhaus rasch verbreitete. Ich sagte nämlich zu Hoferl: „Sagen Sie, Herr Chefarzt, wieviel geben Sie ab von Ihrem Einkommen an Ihre Mitarbeiter? Sicherlich doch die gesamte Summe, da Ihre Kollegen ja ausschließlich für Sie arbeiten!" Hoferl war entsetzt und sagte: „Na, na. Sie müssen bedenken, daß auch ich sehr viel arbeite und dafür Geld zu bekommen habe!" Daraufhin erwiderte ich: „Aber die Münchner Krankenhausreform hat doch einen Pool eingerichtet für die Abgaben an die Mitarbeiter!" Worauf Hoferl sagte: „Ich habe aber noch einen alten Vertrag und gebe trotzdem etwas ab, aber natürlich nicht alles." Worauf ich sagte: „Das kann ich nicht verstehen, wo doch Ihre Mitarbeiter so viel arbeiten!" So ging das Gespräch hin und her, bis wir uns schließlich von dem gequälten Hoferl verabschiedeten und uns außerhalb der Hofmeisterschen Diensträume vor Lachen ausschütteten. Ich sagte dann zu Rottenhöfer: „Jetzt müssen wir aber noch einmal hineingehen und uns zu erkennen geben." Das taten wir auch, öffneten die Tür, und noch immer sehe ich vor meinen Augen Hofmeister an den Schreibtisch gelehnt, eine Zigarette rauchend mit Schweißperlen auf der Stirn. Er schaute uns mit waidwundem Blick an und dachte wohl: „Was wollt Ihr denn nun noch von mir?" Ich sagte zu ihm: „Herr Hofmeister, ich bin Mehnert!" Daraufhin Hofmeister: „Ja, der Mehnert, der ist im nächsten Bau im Erdgeschoß zu finden." Ich sagte: „Nein, ich bin Mehnert!" „Ja, ja. Sie müssen von hier geradeaus nach vorn und dann nach rechts gehen." Schließlich konnte ich ihm dann doch klar machen, daß ich der wirkliche Mehnert war, was ihn teils erleichterte und teils entsetzte.

Eine andere Geschichte widerfuhr uns mit dem Neurochirurgen der Klinik. Dieser tüchtige Arzt pflegte gerne ein Bierchen zu trinken, bewirtete uns aber bei unserem Kommen gegen alle seine Gewohnheiten als Urbayer am Vormittag mit Tee. Auch wollte er durchaus Englisch sprechen, worauf ich ihn fragte, wo er denn unsere Landessprache so gut gelernt habe. Im übrigen solle er doch Deutsch sprechen. Daraufhin sagte er doch wirklich, er spräche deswegen so gut Englisch,

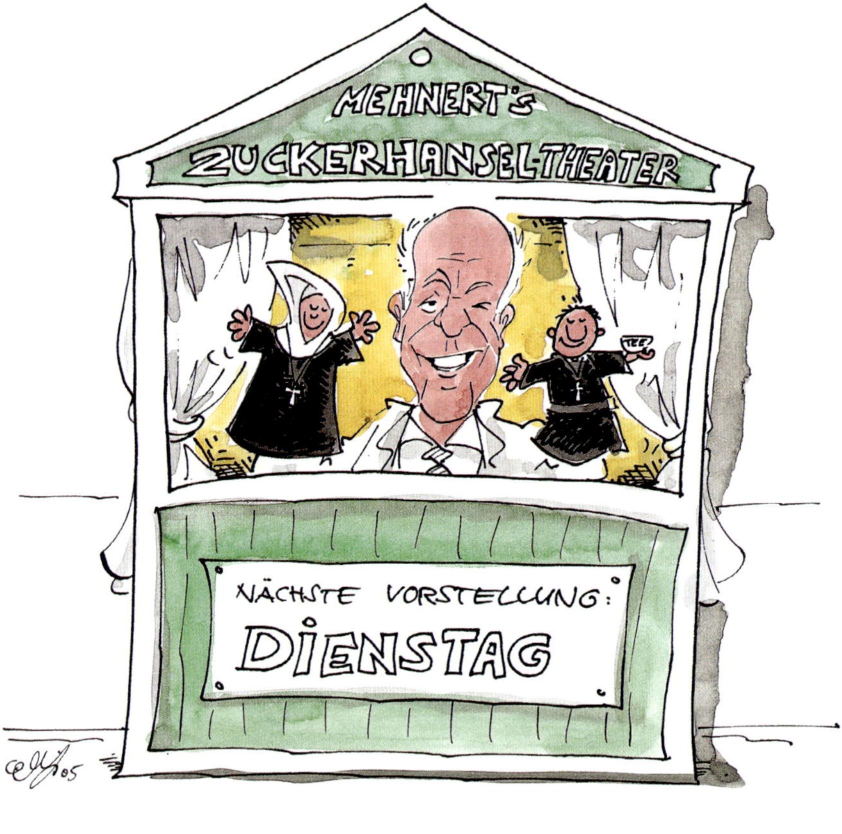
MEHNERT'S
ZUCKERHANSEL-THEATER
TEE
NÄCHSTE VORSTELLUNG:
DIENSTAG

weil er „drei Tage in London" gewesen sei. Wir kamen dann ins Diskutieren, und ich brachte die Nachbarräume der Neurochirurgie zur Sprache, wo ja meine Diabetikerambulanz angesiedelt war. Diese Räume hatte der Neurochirurg immer für sich haben wollen, hat sie aber nie bekommen. Daraufhin fragte ich ihn tükkischerweise: „Wem gehören eigentlich diese schönen Räume hier nebenan im Erdgeschoß?". Er antwortete wörtlich: „Die gehören den Zuckerhansln! Dabei kann man den Diabetes auch zu Hause behandeln!" Ich erwiderte: „Oh, es trifft sich gut. Ich gehe jetzt zu Professor Mehnert, der ja die Diabetiker-Betreuung unter sich hat, und werde ihm sagen, daß Sie diese Räume gerne haben möchten." Daraufhin antwortete er entsetzt: „Sagen´s ja nichts. Ich versuche das schon seit Jahren, aber da ist der Mehnert ganz hartleibig, der gibt die Räume nicht her". Unsere nun folgende Demaskierung und meine Antwort als Mehnert (jetzt ohne Aufsteckzähne und ohne Perücke) erschütterte den braven Doktor vollends. Ich sagte: „Sie haben durchaus recht, Herr Kollege, die Raumaufteilung wollen wir so belassen, wie sie ist!" Das Opfer hat mir unsere Missetat übrigens niemals verübelt. Den kollegialen Frieden haben wir mit einem Bierchen begossen...

Zwei Gammler und eine koreanische Krankenschwester in Schwabing (von links: H.R., Rike, H.M.)

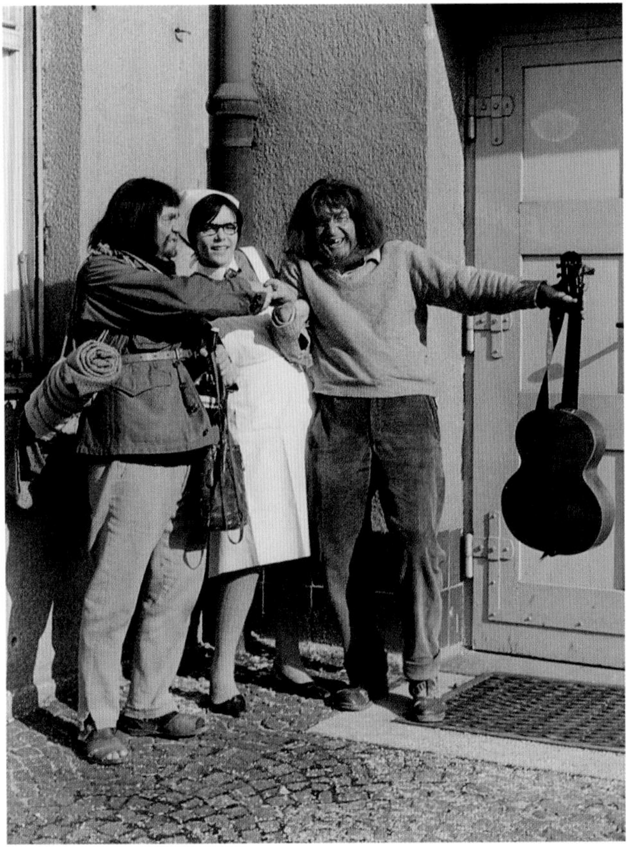

Nochmals: Als Gammler in der Chirurgie

Die Rolle als Gammler gefiel Helmuth Rottenhöfer und mir so gut, daß wir uns auch in einem späteren Jahr als Obdachlose verkleideten und in die Poliklinik und anschließend in das Krankenhaus Schwabing zogen. Rottenhöfer hatte eine Klampfe bei sich, mit der er traurige Melodien spielte. In einem alten Hut versuchte er vergeblich, Geldspenden barmherziger Mitbürger zu sammeln. Rike war erneut mit von der Partie und firmierte als koreanische Krankenschwester (mit leicht geschminkten Augen); sie brachte uns zu unserem Schwabinger Chirurgen Schmidt. Dabei wurde ich, der ich abstoßend aussah und mich unangenehm betrug, in einen Rollstuhl gesetzt und so dem Chefarzt vorgestellt. Dessen Sekretärin wußte Bescheid und amüsierte sich im Hintergrund köstlich, während Schmidt uns irritiert fragte, was wir denn heute, ausgerechnet am Faschingsdienstag, bei ihm wollten. Ich sagte daraufhin, ich hätte eine sehr schmerzende Wunde, die ich ihm zeigen wollte. Er sagte: „Zeigen Sie!" Ich habe daraufhin das linke Hosenbein hochgekrempelt und ihm eine wenige Quadratmillimeter große Wunde, einen zufälligen Kratzer, gezeigt. Daraufhin fuhr Schmidt uns an und sagte: „Was fällt Ihnen eigentlich ein. Das ist doch überhaupt keine ernst zu nehmende Verletzung. Weshalb kommen Sie denn zu mir?" Worauf Rike in gebrochenem Deutsch sagte: „Ich komme mit dem Patienten von der Abteilung vom Professor Mehnert. Der hat gesagt, Sie sollten sich den Patienten gründlich anschau-

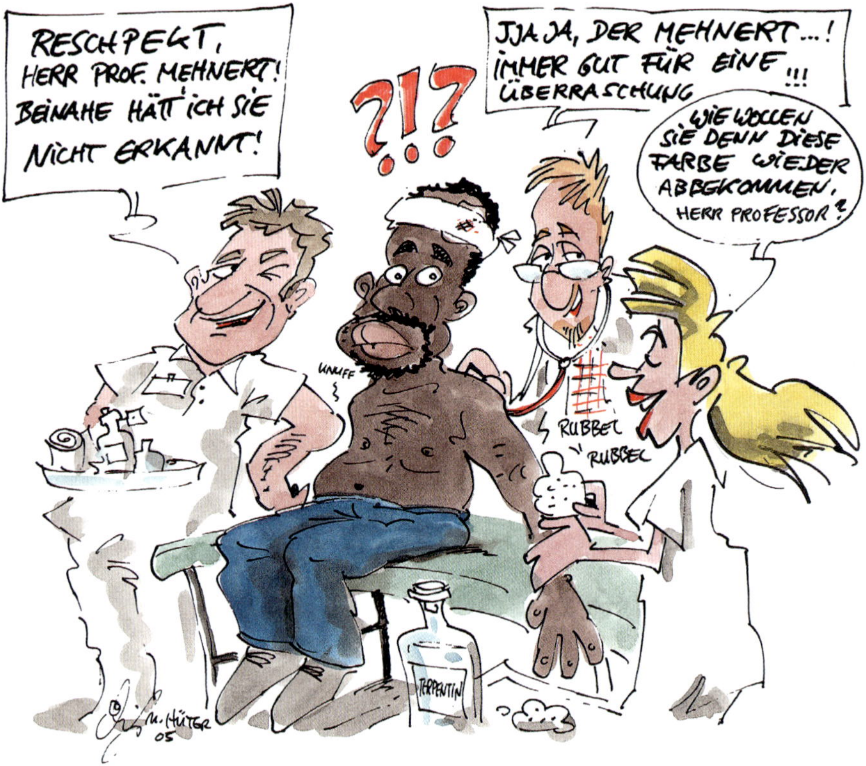
RESCHPEKT, HERR PROF. MEHNERT! BEINAHE HÄTT ICH SIE NICHT ERKANNT!
?!?
JJA JA, DER MEHNERT ...! IMMER GUT FÜR EINE ÜBERRASCHUNG !!!
WIE WOLLEN SIE DENN DIESE FARBE WIEDER ABBGKOMMEN, HERR PROFESSOR?
UNUFF
RUBBEL
RUBBEL
TERPENTIN
M. HÜTER 05

en." Schmidt darauf wütend: „Wie kann der Professor Mehnert nur so etwas sagen!" „Nun gut, dann müssen wir wieder zurück zu Professor Mehnert", sagte Rike. „Ja, fahren Sie zurück und sagen Sie, es wäre überhaupt kein Grund für einen chirurgischen Eingriff vorhanden."

Wir sind dann schmunzelnd weggefahren und haben uns als Gammler noch an verschiedenen Stellen in Schwabing seltsam aufgeführt, teils indem wir musizierten, teils indem wir das Personal anpöbelten. Grundsätzlich mißtrauisch blieben aber nach diesen Erfahrungen die Chirurgen. Als im nächsten Jahr am Faschingsdienstag ein Schwarzer, ein farbiger Amerikaner, die chirurgische Nothilfe aufsuchte, stürzten sich zwei beherzte Pfleger auf ihn mit den Worten: „Das ist der Mehnert!". Vergeblich versuchten sie die Farbe abzureiben. Der Schwarze war wirklich schwarz, und zwar von Natur aus.

Rottenhöfer hat in seinem Gammlerkostüm übrigens dann noch zu Hause bei seinen Nachbarn an der Tür geläutet und sich in den Vorgarten gedrängt. Dabei hielt er ostentativ die religiöse Zeitschrift einer Sekte in der Hand. Die mißtrauische Nachbarin öffnete die Tür nur einen Spalt und fragte: „Was wollen Sie denn von mir?" Worauf Rottenhöfer sagte: „Haben Sie fünf Minuten Zeit für Gott?" Daraufhin kam von der Nachbarin die klassische Antwort: „Nein, wir sind katholisch."

Die Insignien
eines rotarischen
Rosenzüchters

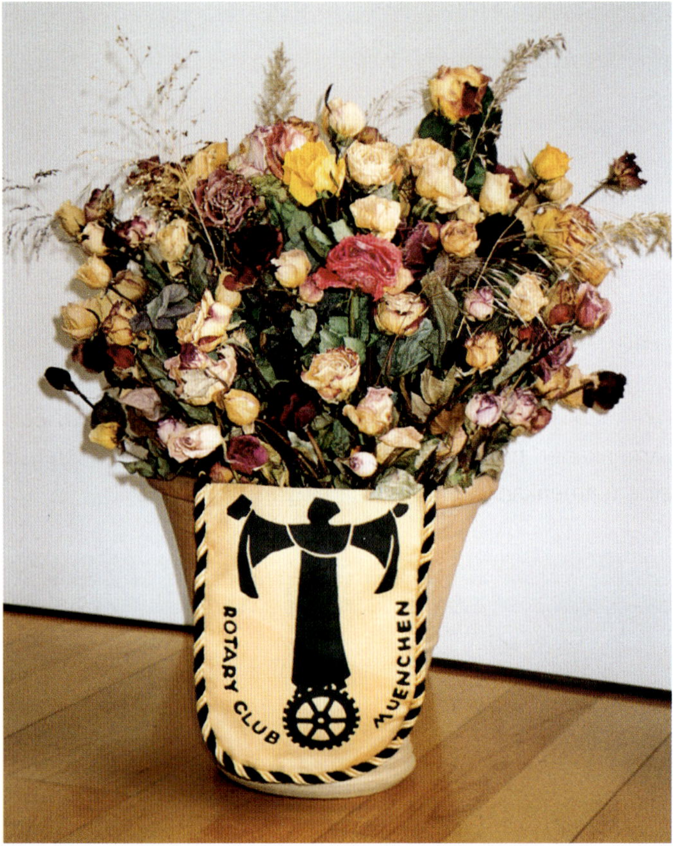

Ein amerikanischer Rosenzüchter bei Rotary

Eines Tages wollte ich meine Freunde vom Rotary-Club München hinters Licht führen und konspirierte mit der Sekretärin meines Clubs. Ich ließ mir aus dem reichen Geschenkefundus ein Fähnchen geben, das ein amerikanischer Rotarier bei seinem Besuch unserem Club vor Jahren dediziert hatte. Auf dem Fähnchen war ein sich küssendes Indianerpaar – umkränzt mit Rosen – abgebildet; der amerikanische Club selbst war in Los Angeles beheimatet.

Natürlich ging ich zunächst wieder zu meinem Theaterfriseur und ließ mich als „Amerikaner" mit Bart, Brille und Aufsteckzähnen verkleiden. Ich trug zudem zu einem amerikanischen Waschanzug eine schreckliche, mir von einem amerikanischen Freund geschenkte Krawatte, auf der ebenfalls Rosen abgebildet waren. So nimmt es nicht wunder, daß ich mich über die Sekretärin beim Rotary-Präsidenten anläßlich eines Meetings des Clubs mit Damen als „Rosenzüchter" James Appleeater aus den USA ankündigen ließ. Als solcher nahm ich an einem Tisch mit anderen Rotariern Platz, während meine Frau und meine Schwiegermutter an einer anderen Tafel vorsorglich für mich einen Sitz belegten; ich hatte angeblich noch in der Klinik zu tun. Mein Gegenüber an meinem Tisch war mein langjähriger Dekan der Fakultät, Prof. Wolfgang Spann, ein guter Freund und im übrigen über viele Jahre ein wahrer Segen für die Münchner Hochschulmedizin. Er bemühte sich krampfhaft, mit mir, den er nicht erkannte, Konversation zu betreiben. So sagte er in einer Art Deutsch, wie unsere deutschen Landsleute zumeist mit Türken umgehen: „Suppe in Deutschland gut. Steaks in Amerika besser!" Ich nickte zustimmend und sprach dann mit ihm und den anderen Herren am Tisch gebrochen Deutsch – also nicht Englisch –, was wichtig war, weil neben mir – welche Ironie des Schicksals! – ein „echter" amerikanischer rotarischer Besucher – ausgerechnet aus Los Angeles! – saß. Aber auch er hat mich als „Plagiat" nicht erkannt, zumal ja in Amerika nicht selten Einwohner einen durchaus fremdländischen Akzent haben können.

Ich bin dann aufgestanden und habe eine kurze Rede gehalten. Alle fanden mich, wie ich später hörte, äußerst unsympathisch, weil ich wirklich gräßlich aussah und dummes Zeug redete. So übergab ich meinem Rotary-Präsidenten die von der Sekretärin ausgeliehene Flagge des amerikanischen Clubs und empfing meinerseits die Flagge des Rotary-Clubs München – also meines eigenen Clubs. In weiteren Gesprächen betonte ich, daß die Rosen auf meinem US-Fähnchen und auf meiner Krawatte auch ein Zeichen dafür wären, daß ich Rosenzüchter sei. Daß ich ausgerechnet diesen Beruf erwählt hatte, hätte mir beinahe zum Schaden gereicht, weil verschiedene Leute von mir wissen wollten, wie ich Rosen züchte und wie ich die Rosen ins Ausland brächte. Ich habe dann irgendwelche technischen Details über Spezialflugzeuge zum besten gegeben, die Rosen transportieren könnten. Dabei hatte ich teils aufmerksame, teils gelangweilte Zuhörer. Meine Frau war übrigens ziemlich fassungslos, daß ich – eine Niete bei der Versorgung unseres häuslichen Gartens – ausgerechnet Rosenzüchter als Beruf gewählt hatte.

Nach einer Weile zog ich dann an einen anderen Tisch um und setzte mich während des Meetings auf den Platz, den meine Frau Rike neben meiner Schwiegermutter für mich reserviert hatte. Meine besorgten rotarischen Freunde am Tisch bemerkten eindringlich: „Da können Sie sich aber leider nicht hinsetzen. Der Platz ist reserviert für Professor Mehnert!". Ich sagte: „Wer ist Professor Mehnert?" „Das ist ein bekannter Arzt!", sagte mein Freund Rothmüller. Ich antwortete: „Ach was, Arzt! Was heißt schon Arzt! Ärzte sind alle Gauner, das wird hier nicht anders sein als in Amerika!" Daraufhin wurden die wohlerzogenen Rotarier echt wütend und belehrten mich, daß deutsche Ärzte keine Gauner seien. Schließlich bin ich noch einmal aufgestanden und zum Präsidenten gegangen: Ich wollte erneut ein paar Worte sprechen. Großes Entsetzen herrschte in der Runde, als dieser unsympathische Amerikaner erneut das Wort ergriff. Bei meiner Rede habe ich dann die Perücke abgenommen, meine Zähne herausgezogen, die Brille abgesetzt und gesagt: „Liebe rotarische Freunde, ich bin Euer rotarischer Freund Hellmut Mehnert und damit der erste Rotarier, der – und das war vorher noch nie passiert – bei einem Fahnenaustausch die Flagge seines eigenen Clubs erhalten hat."

Ich hebe diese Flagge noch heute auf, ebenso wie das Buch über die Geschichte des Rotary-Clubs München, in der mein Faschingsabenteuer veröffentlicht worden ist.

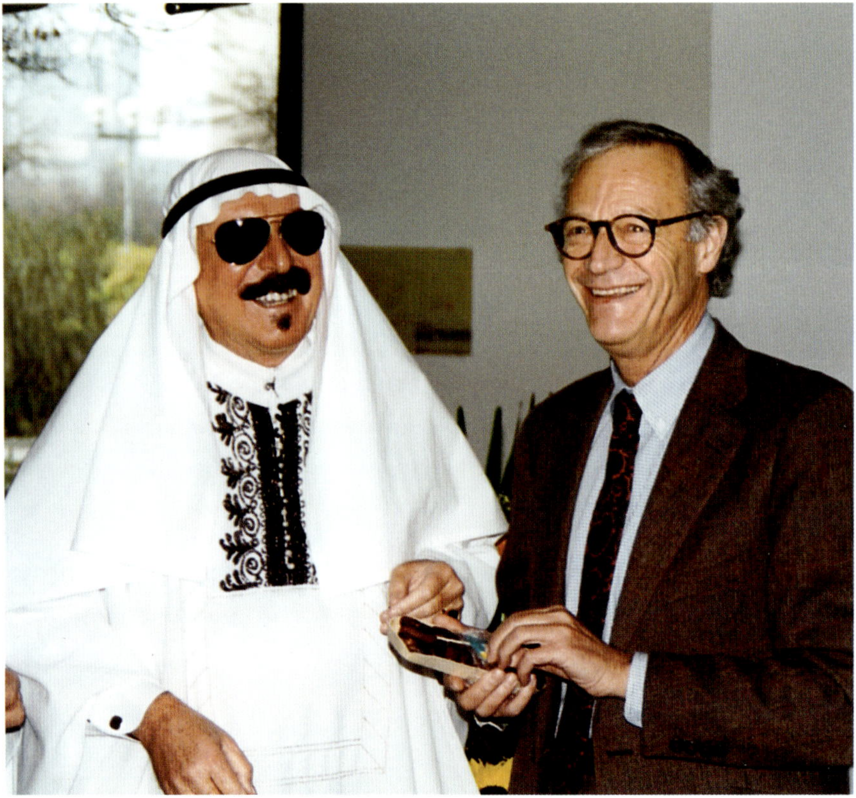

Der Gesundheitsminister von Abu Dhabi (H.M.) gratuliert Dieter Hepp zum 60. Geburtstag

Hoher Besuch aus Abu Dhabi

Anläßlich des 60. Geburtstages meines guten Freundes Dieter Hepp, Chefarzt im Krankenhaus München-Bogenhausen, fand ein hochkarätiges wissenschaftliches Symposion statt, das von seinem Oberarzt Rolf Renner moderiert wurde. Renner, der schon früher bei unseren Theaterstücken „tragende" Rollen spielte, kam 14 Tage vorher auf mich zu und bat mich, ich solle mich doch unbedingt Hepp zu Ehren verkleiden und den Jubilar „derblecken" (wie man in Bayern sagt, wenn man jemanden „auf den Arm nehmen" will). Dabei verwies er auf die zahlreichen arabischen Patienten von Dieter Hepp. So kam mir die Idee, mich als „Gesundheitsminister von Abu Dhabi" zu kostümieren, der den Dank vieler zuckerkranker arabischer Patienten an Dieter Hepp anläßlich seines 60. Geburtstags überbringen sollte. Gedacht, getan: Ich besorgte mir ein wunderschönes arabisches Gewand, ließ mich von unserem Theaterfriseur, der übrigens regelmäßig den „Derrick" für das Fernsehen zurechtmachte, schminken, trug eine dunkle Sonnenbrille und erschien mit einiger Verspätung zu dem wissenschaftlichen Symposion.

Es ging ein Raunen durch den Saal, als ich in der ersten Reihe Platz nahm und von Rolf Renner mit Handschlag begrüßt wurde. Renner ging dann nach Ende des laufenden wissenschaftlichen Vortrags zum Mikrophon und sagte, es sei ihm eine große Ehre, daß nun auch der Gesundheitsminister von Abu Dhabi gekommen sei, um Dieter Hepp zum Geburtstag zu gratulieren. Anschließend erhielt ich das Mikrophon. Und nun habe ich eine ziemlich verrückte rhetorische Eskapade hingelegt, über die ich mich heute noch freue. Ich sprach nämlich im Wechsel Arabisch (kein Mensch im Saal konnte Arabisch, deshalb war mein gutturales Geplärre auch nicht als falsch zu erkennen) sowie Englisch und Deutsch. Ich betonte, daß ich drei Semester in „Gottingen" studiert hätte und daß ich mich auf diese Weise in die deutsche Seele versetzen könnte. Im übrigen brächte ich die Grüße vieler arabischer Patienten, die Hepp so viel zu verdanken hätten. Anschließend erzählte ich zwei Geschichten aus „Tausendundeiner Nacht", die ich erfunden hatte und die ich erst „Arabisch" und dann Deutsch-Englisch vortrug. Die eine Geschichte – nur um zu zeigen, um welchen blühenden Blödsinn es sich dabei handelte – lautete so:

„Ein Vater schenkt seinem Sohn zehn Datteln und sagt ihm: „Wenn Du zehn Datteln hast, dann iß sie selbst." Der Vater schenkt dem Sohn dann hundert Datteln und er sagt dem Sohn: „Nun teile die Datteln mit Deinen Freunden!" Der Vater schenkt dem Sohn schließlich tausend Datteln und sagt dem Sohn: „Jetzt mache ein ‚Geschaft' auf und verkaufe die Datteln!" Und in gleicher Weise, wie der Vater dem Sohn so viele Datteln geschenkt hat, hatte auch Prof. Hepp so viele arabische Patienten, die ihm sehr dankbar sind für seine Behandlung."

Großer Beifall aus purer Höflichkeit für den seltsamen Gast, der solchen Unsinn verzapft hat! Ich habe Dieter Hepp dann schließlich noch ein Päckchen überreicht, das von meiner Frau Rike, die das ganze Unternehmen auf Video aufgenommen hat, mit einem goldenen Band zugeschnürt worden war. Jeder dachte: Da ist mindestens eine Rolex drin! Aber was war tatsächlich der Inhalt? Eine Packung Datteln!

Dieter Hepp hat sich als alter Theaterspieler über diesen Auftritt sehr gefreut, obwohl er einer der wenigen war – er kannte mich eben zu gut –, der mich vorher erkannt hatte, zumal er einen ähnlichen Auftritt erwartete. Andere wiederum, wie Ludwig Weiß und Georg Löffler, die jahrelang mit uns im Forschungsinstitut zusammengearbeitet hatten, haben auch bei der Konversation mit mir mich nicht zu erkennen vermocht. Am witzigsten war die Reaktion der amerikanischen Referenten des Meetings. Sie haben bis zuletzt trotz verschiedener Erklärungsversuche einfach nicht verstanden, was da vor sich gegangen war: Da war nun ein Araber, der gefeiert wurde als Ehrengast, der lange sprach und nach dessen Rede Rolf Renner dem Auditorium auf Deutsch offenbarte, wer hinter dem Gesundheitsminister von Abu Dhabi wirklich steckte, nämlich Hellmut Mehnert. Mit dieser Situation konnten die Amerikaner in Unverständnis der deutschen Erklärung überhaupt nichts anfangen. Sie wunderten sich noch über das Meeting hinaus, daß der gleiche, vorher so warmherzig begrüßte und gefeierte Araber bei seinem endgültigen Abgang mit lautem Gelächter begleitet wurde. Welche Unhöflichkeit gegenüber dem Gast aus dem Orient!

Frau Wirtin (H.M.) mit drei eigenen Kindern

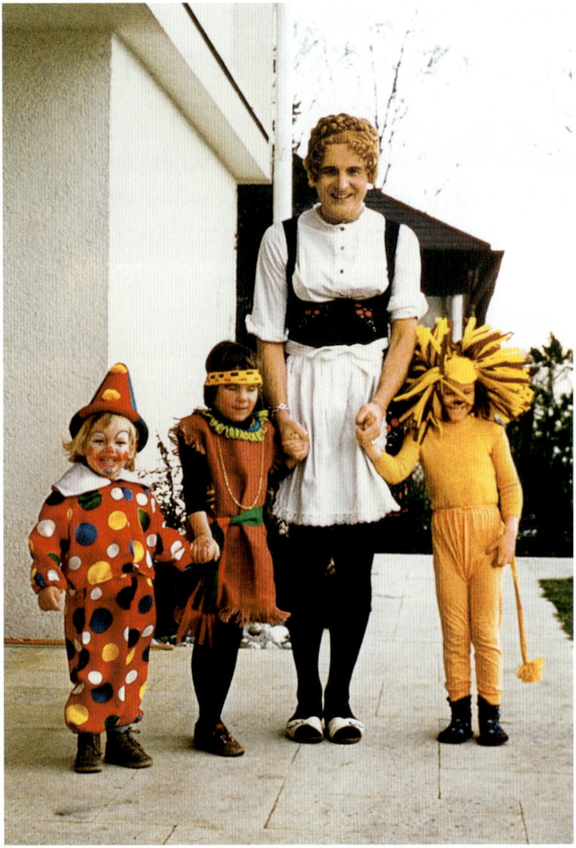

Frau Wirtin hatte auch einen Patienten ...

Nur selten habe ich mich beim Fasching als Frau verkleidet. Einmal bin ich aber als bayerische Wirtin gegangen, zusammen mit Frau und Kindern, die gemeinsam mit den Familien unserer Mitarbeiterinnen und Mitarbeiter den Fasching in der Schwabinger Klinik feierten.

An diesem Faschingsdienstag passierte aber etwas Besonderes. Barbara Kraus, meine liebe, so früh verstorbene Assistentin, kam aufgeregt zu mir und sagte: „Herr Professor, da ist der Patient aus Boston gekommen, Sie wissen, der mit dem künstlichen Pankreas. Es geht ihm nicht gut. Sie müssen ihn unbedingt sehen!" Vorausgegangen war vor einigen Wochen ein Brief meines amerikanischen Freundes und Kollegen Leo Krall, der mir den möglichen Besuch eines jungen Diabetikers ankündigte, bei dem man erstmals eine Art künstliches Pankreas (kleine Pumpe mit kontinuierlicher Insulinabgabe) installiert habe. Solche Geräte gab es damals offiziell noch nicht, während zwei, drei Jahre später dann von uns – übrigens bei der Diabetikerin Barbara Kraus – die erste Insulinpumpe mit der damals noch intravenösen statt subkutanen Abgabe von Insulin angelegt wurde.

Doch zurück zu dem Faschingserlebnis: Ich sagte zu Barbara Kraus, daß ich natürlich als Chefarzt, der als Wirtin verkleidet ist, unmöglich den Patienten sehen

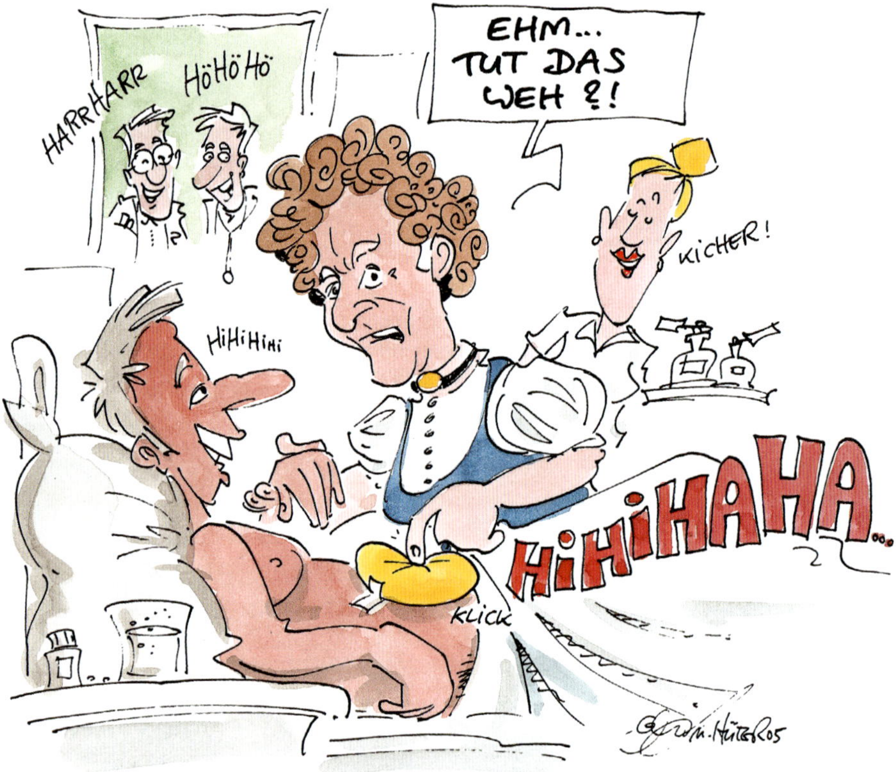
HARRHARR
HöHöHö
EHM... TUT DAS WEH ?!
KICHER!
HiHiHiHi
HiHiHAHA...
KLICK

könnte. Sie bestand aber darauf, weil nur ich in der Lage sei, die Situation zu beurteilen. Außerdem habe Krall ausdrücklich geschrieben, daß ich persönlich seinen Patienten behandeln sollte. Widerstrebend bin ich dann auf die Station gegangen, mit mir zwei Oberärzte und Barbara Kraus. Dort trafen wir einen jungen Mann im Bett liegend an. Er machte seinen Bauch frei und ließ ein darauf angelegtes „Pumpengerät" sehen. Ich sagte zu dem Patienten: „Entschuldigen Sie bitte. Ich bin wirklich der Professor Mehnert. Wir haben aber in Deutschland gerade Fasching und deshalb bin ich verkleidet". Diese Erklärungen und die weitere Diskussion erfolgten auf Englisch, als plötzlich ein Lachsack seine Geräusche von sich gab. Ich einfältiger Tropf hielt das auch noch für ein Warnzeichen der Insulinpumpe, die offenbar nicht richtig funktionierte. Jetzt war bei meinen Mitarbeitern kein Halten mehr. Alle schütteten sich aus vor Lachen – auf Kosten ihres Chefs. Der Patient, ein Münchner Student, schob die „Pumpe" auf die Seite und gab sich selbst als Faschingsobjekt zu erkennen. In dieser Minute schwor ich Rache an Leo Krall, die ich auch vollziehen konnte, wie ich in der letzten Geschichte berichten werde.

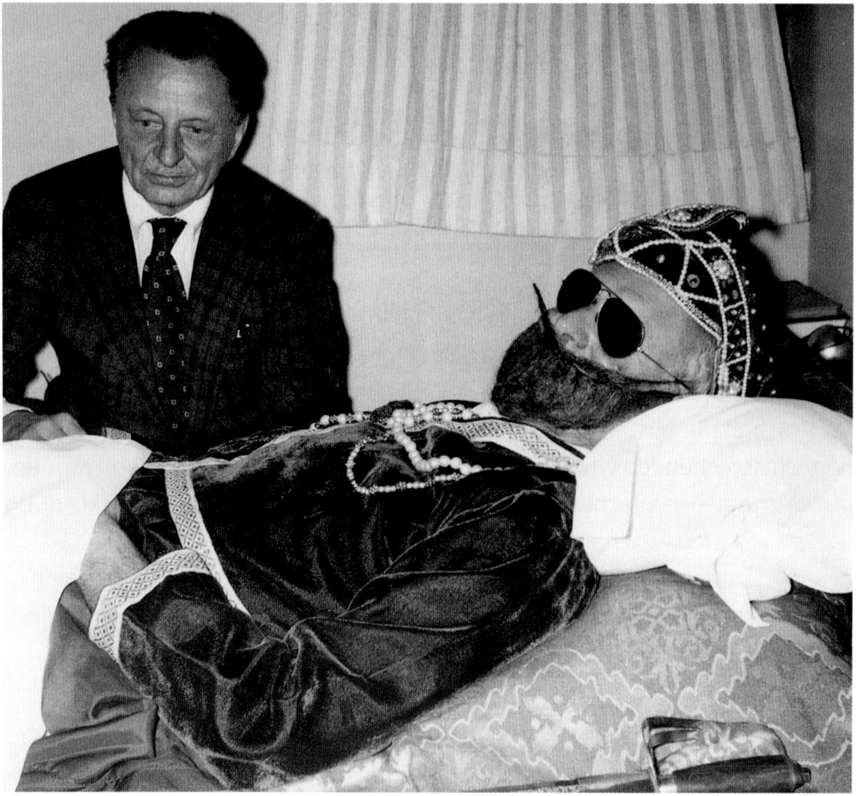

Prof. Leo Krall am Krankenbett des Maharadscha von Eschnapur (H.M.)

Der zuckerkranke Maharadscha

Im Jahre 1976 wollte ich mich endlich für den Streich rächen, den mir mein Bostoner Freund und Kollege Leo Krall mit dem Patienten mit der angeblichen Insulinpumpe gespielt hatte. Hierzu schien sich der Kongreß der Internationalen Diabetesvereinigung im indischen Neu-Delhi besonders gut zu eignen.

Ein halbes Jahr vor dem Meeting schrieb ich an einen indischen Freund und bat ihn, für mich gemäß meinen im Brief angegebenen Körpermaßen ein Maharadscha-Kostüm zu besorgen. Als ich nach Neu-Delhi kam, lag dieses Gewand schon für mich bereit. Es paßte hervorragend, und ich konnte mich mit einem entsprechenden wunderschön bestickten Mantel, mit Turban und Krummschwert und einem echt aussehenden Bart schmücken. In dieser Verkleidung wartete ich im Hause meines indischen Freundes im abgedunkelten Schlafzimmer auf dem Bett liegend auf den Besuch von Leo Krall. Denn inzwischen war mein indischer Freund an Krall herangetreten und hatte ihn gebeten, daß er seinen Onkel, den Maharadscha von Eschnapur, wegen seines Diabetes behandeln sollte. Mein Freund fügte hinzu, daß der „Onkel" insulinspritzender Zuckerkranker sei, der bei Dr. Beaser in Boston – einem Konkurrenten von Krall – offenbar falsch behandelt worden wäre. Der Onkel spritze täglich 100 Einheiten Insulin und habe immer wieder so merkwürdige „zittrige Zustände", die er sich nicht erklären könnte. Krall nahm den Auftrag zur Behandlung des Maharadschas begeistert an und sagte seiner Frau – wie wir später erfuhren – , daß nunmehr die Finanzierung der Indienreise gesichert sei.

Am ausgemachten Besuchstag wurde der amerikanische Diabetesspezialist Krall zu dem Wohnhaus des indischen Ehepaares gebracht, um die Beratung und Behandlung des Maharadschas durchzuführen. Ich hatte meinem Freund zu dessen Verblüffung vorher erklärt, daß ich mit Krall „Hindi" sprechen wolle, eine Sprache, die ich natürlich ebenso wenig beherrsche wie Krall, dem mein Freund meine Worte „übersetzen" sollte. Auf diese Weise konnte mein Hindi-ähnliches Geschwätz durchaus als echt angesehen werden. Überdies forderte ich, daß Krall sich – wenn er das Schlafzimmer betreten würde – mit gefalteten Händen und unter tiefen Verbeugungen mir zu nähern hätte. An dieser Forderung wäre das Unternehmen beinahe gescheitert, da der republikanische Amerikaner sich keinesfalls betend vor mir verbeugen wollte. Mein indischer Freund pokerte hoch und sagte: „Der alte Herr ist sehr eigen, Sie müssen auf alle Fälle seinem Wunsch entsprechen, sonst wird es nichts mit der Behandlung!" Höchste Freude und höchstes Glück für mich: Krall überwand sich und betrat das Schlafzimmer unter fortwährenden Verbeugungen und näherte sich meinem Bett. Ich selbst lag – wie gesagt – in voller Maharadscha-Montur auf dem Ehebett und sprach nun zu meinem indischen Freund in „Hindi", was dieser auf Englisch für Krall übersetzte. Das heißt, er erzählte nun noch einmal die Geschichte von Beaser und den offensichtlichen Hypoglykämien, die es zu verhindern galt. Krall betonte, daß ich sicher viel zu viel Insulin spritzen würde und gab mir alle möglichen weiteren Ratschläge. Als ich feststellte, daß er mich in der Tat nicht erkannt hatte, ging ich auf Englisch über und zog aus meinem Gewand einen Umschlag hervor. Ich gab ihn Krall mit den Worten: „Please, open it!" Krall war verlegen, weil er natürlich das Honorar in diesem Umschlag witterte, und öffnete erst auf eindringliches Zureden meines Freundes das Kuvert. In dem Umschlag befanden sich Schnipsel von Zeitungspapier und meine Visitenkarte, auf der ich mit einigen Bemerkungen Krall erläuterte, daß er einem Streich aufgesessen sei – als Revanche für die Geschichte mit dem „künstlichen Pankreas". Jetzt herrschte eine „Funkstille" von ungefähr 10 Sekunden, was wirklich eine lange Zeitspanne ist. In dieser Zeit arbeiteten die kleinen grauen Zellen im Gehirn von Krall: Er verstand nun den Zusammenhang. Mit einem Sprung stürzte er sich auf mich und stieß die Worte aus: „Und jetzt untersuche ich Deine Prostata!"

Diese Geschichte machte auf dem Kongreß in Neu-Delhi die Runde, und Krall mußte sich viele Kommentare anhören, die ihn und seinen angeblichen Patienten, den Maharadscha von Eschnapur, angingen. Ich selbst werde niemals mehr auf mein damaliges Hauptreferat über die Diabetes-Diät angesprochen, wohl aber auf die Geschichte vom zuckerkranken Maharadscha, alias Hellmut Mehnert.

EPILOG

Mit diesen zwölf Geschichten wollte ich ein Stimmungsbild dazu abgeben, was nach dem 2. Weltkrieg bis zur Jahrtausendwende so alles an deutschen Kliniken noch möglich war und wie herzlich, kameradschaftlich, ja freundschaftlich die Faschingsstreiche aufgenommen und begrüßt wurden, selbst von denen, die das Opfer derselben gewesen waren. Für mich war es, wie gesagt, immer wieder ein besonderes Erlebnis, als eine Art moderner Kalif von Bagdad mit Menschen reden zu können, mit denen ich täglich zusammen war und die mich infolge der subtilen Verkleidung und Verstellung nicht erkannten. Der Münchner Fasching hat inzwischen viel von seinem Flair verloren. Die Zeiten sind anders geworden. Ich weiß nicht, was heutzutage ein Klinikverwalter sagen würde, wenn ich ihn als Gammler oder als anglikanischer Krankenhauspfarrer heimsuchen würde. Die Erinnerungen an die von mir geschilderten Streiche werden aber bleiben, zumindestens bei denen, die sie erlebt und womöglich unter ihnen „gelitten" haben.

H. M.